LISA FEHRENBACH

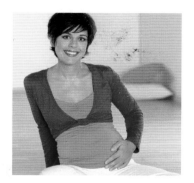

Gimnasia
para embarazadas

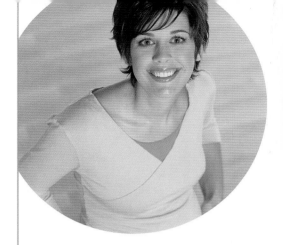

ÍNDICE

Descubra su energía total

Sana y ágil

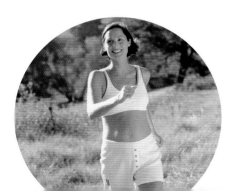

Fitness y relajación para el parto

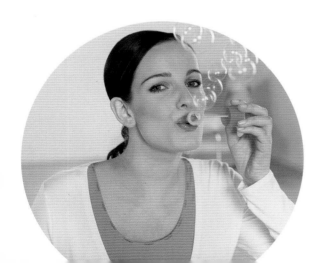

Equilibrio y agilidad en el parto

El embarazo es una fase sensible en la vida de la mayoría de las mujeres. Independientemente de si ha practicado deporte antes, o no: puede que ahora quiera probarlo, especialmente por el bienestar de su cuerpo y del pequeño ser de su vientre. Si quiere experimentar, relajarse, disfrutar y, al mismo tiempo, prepararse lo mejor posible para el gran día, el del nacimiento del bebé, permítame presentarle esta gimnasia.

En este libro, he descrito ejercicios que han demostrado ser especialmente eficaces en todos mis años de trabajo con mujeres embarazadas. Independientemente de si espera a su primer bebé o si ya ha tenido otros hijos, de si espera un solo bebé o varios, seguro que podrá aprovechar este gran número de ejercicios. Agilidad y fuerza interior, un estrecho contacto con el bebé y con su cuerpo, serenidad y alegría en esta fase tan especial de su vida: estas son algunas de las ventajas que esta gimnasia le tiene preparadas. ¡Le deseo un embarazo sin preocupaciones y un parto rápido!

Lisa Fehrenbach

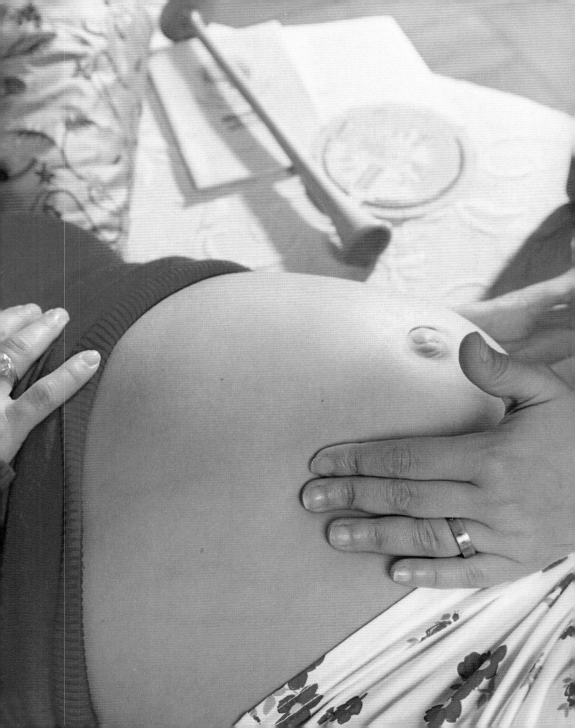

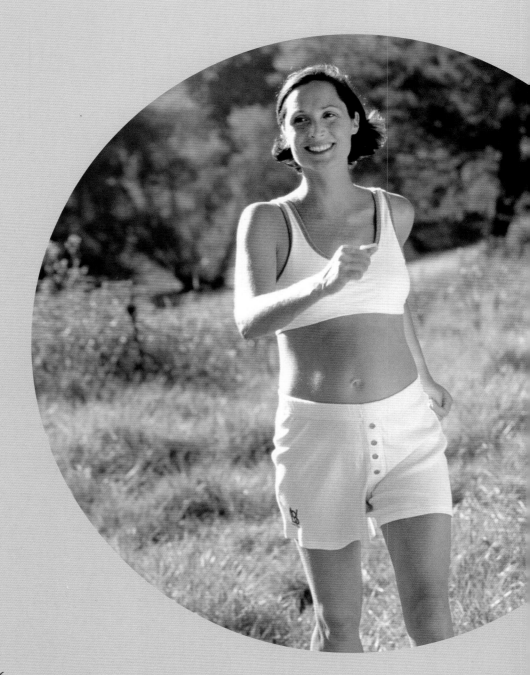

DESCUBRA
SU ENERGÍA TOTAL

La gimnasia para embarazadas es buena y divertida.
Los movimientos son importantes para ayudar al proceso
del crecimiento del bebé, obtener efectos liberadores
y fortificantes, mejorar la circulación sanguínea del vientre
y de la pelvis y la coordinación con su bebé. Sin embargo,
el *fitness* no es decisivo. Más bien, lo son los estiramientos,
la relajación y un sentido sensible de su cuerpo. Así, hay mucho
por descubrir, por lo que su embarazo puede convertirse
en una época excepcional. Y al mismo tiempo puede preparar el parto
con los ejercicios adecuados de manera óptima.

La gimnasia para embarazadas es aconsejable, ¡desde el principio!

La combinación acertada entre el movimiento, el estiramiento y la relajación es lo mejor que puede hacer para contribuir a que su embarazo sea más cómodo y no surjan problemas.

Nueve meses de bienestar excepcional

Cada embarazo, cada parto y cada niño son nuevos y diferentes. También cada futura madre vive sus propias características. Los cambios que en ese momento experimentan tienen lugar en todos los ámbitos. En primer lugar, debe hacer sitio para los cambios corporales, y luego en su vida, para el bebé. Todo el mundo debe buscar un hueco para el nuevo ser que está creciendo.

La agilidad y el bienestar que podrá ganar gracias a nuestro pequeño programa de gimnasia, le ayudarán a estar relajada interiormente y ha obtener más flexibilidad. Podrá vivir mejor con su cuerpo y acostumbrarse cómodamente a su nuevo papel de madre.

Gimnasia como preparación al parto

La gimnasia para embarazadas le ayudará a mantenerse sana y en forma, y no sólo durante el embarazo. Simultáneamente, conseguirá una buena preparación corporal para el parto. Los ejercicios le ayudarán durante el proceso en el que se encuentra su cuerpo, para permitir que el bebé crezca y se engendre. También logrará fortalecer su cuerpo, su respiración y su gravedad.

Deporte durante el embarazo

Hasta hace pocos años, el deporte se consideraba nocivo para el embarazo. Las embarazadas debían cuidarse. Se temía que el deporte pudiera provocar el parto prematuro o dañar al bebé. En la actualidad se sabe que todo eso son cuentos de viejas. Precisamente, es todo lo contrario: un ejercicio regular previene la hipertensión, la trombosis, la diabetes y el sobrepeso. Las mujeres entrenadas pueden evitar de una forma mejor los dolores, porque se activa la producción de endorfinas.

Incluso mediante el ejercicio se estimula el desarrollo cerebral del bebé. Al principio quizás el deporte le resulte demasiado cansado o note que su programa habitual ya no es el adecuado. La fortaleza muscular y el *fitness* no son lo importante. El bebé necesita atención ya que el vientre va engordando a medida que el parto se acerca. Algunos tipos de deporte no son los adecuados. En cambio, la gimnasia para embarazadas es especial para el abdomen y para suplir todas las necesidades y los dolores implícitos. Los ejercicios alivian, relajan y le ofrecen un entrenamiento muscular adecuado y suave, que le proporcione una armonía entre usted y su bebé.

pélvico. En el segundo tercio del embarazo, el útero, que va engordando cada vez más, descansa en el hueso pélvico, y mejora la situación. Desde el principio, su cuerpo se rinde ante este trabajo pesado, su corazón bombea hasta dos litros más de sangre a través de su cuerpo. No se asombre si durante los primeros meses del embarazo sufre asma. Durante la segunda parte del embarazo, el tamaño del bebé aumenta.

El cuerpo se modifica

Ya desde el día de la concepción, las hormonas del embarazo provocan modificaciones en todos los tejidos corporales. Los músculos, los ligamentos y los cartílagos se reblandecen, provocando que algunas mujeres, ya en el primer tercio del embarazo, se quejen de dolores en las piernas, en la espalda y en la cabeza. Puesto que, durante los primeros meses, el bebé se sitúa en la pelvis, el útero empuja la vejiga y el suelo

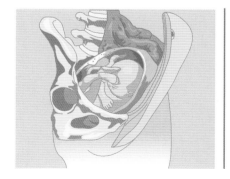

Así se sitúa el bebé hasta el quinto mes de embarazo en la pelvis.

En ese momento, muchas mujeres notan una tirantez en el vientre y en las ingles, ya que los ligamentos del útero están estirándose.

Entre el diafragma y el suelo pélvico

Vamos a examinar con más precisión cómo es el hogar del bebé mientras se prepara para la vida terrenal: nada en líquido amniótico, en el útero, en su vientre. Sin embargo, el vientre no es lo único que forma el bulto. Imagínese su vientre como una habitación completa. La capa del vientre es solamente la primera pared. El suelo pélvico, que podemos mirárnoslo, es la parte

inferior, mientras que la parte posterior está formada por su espalda con las vértebras lumbares, y el tejado es su diafragma.

Si ha comprendido ese concepto, no transporte simplemente a su bebé, sino revístalo y acompáñelo con sus movimientos. Más tarde, lo tendrá entre sus brazos. Ahora, llévelo y sosténgalo exactamente igual: con su pelvis y sus vértebras lumbares. Si lo hace su vientre se aligerará un poco.

La primera cuna del bebé

El diafragma acuna al bebé gracias a las inspiraciones y espiraciones. No pasa ni un segundo en el que no lo meza. El bebé también se mueve por sí mismo. Cada movimiento que usted haga, el bebé lo absorbe. Si usted está activa, estimula las funciones cerebrales del bebé. Al mismo tiempo ejercita sus sentidos, que más tarde necesitará. ¡Sus movimientos son el mundo de su bebé!

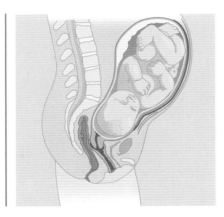

En el vientre, el bebé está seguro y a salvo.

El cuerpo es una maravilla

Para familiarizarse con todas las zonas de su cuerpo, quiero aclararle unos cuantos conceptos anatómicos. En los ejercicios, los encontrará una y otra vez.

La pelvis es la base

La pelvis ósea forma un anillo estable en el sacro y en las dos fosas ilíacas. Se mantiene entre tres articulaciones: las dos articulaciones de la cadera y la articulación que une el sacro con la última vértebra lumbar.

El sacro y las dos fosas ilíacas se acoplan mediante cartílagos, como si estuvieran unidos por silicona. Dos de estas articulaciones, las sacroilíacas, unen el sacro con las fosas ilíacas.

La tercera unión es la articulación del pubis que está delante del centro del pubis.

El suelo pélvico

Así son los músculos que cierran la parte inferior de nuestro cuerpo. Tres capas de músculos que están entretejidas, de modo que forman una capa estable y, al mismo tiempo, elástica, es una especie de pequeño trampolín.

La capa muscular exterior, con forma de ocho, está situada en el músculo

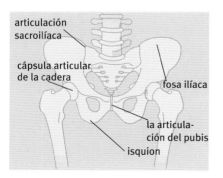

articulación sacroilíaca

cápsula articular de la cadera

fosa ilíaca

la articulación del pubis

isquion

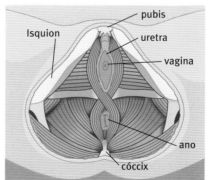

Isquion

pubis

uretra

vagina

ano

cóccix

Los músculos del suelo pélvico cierran el espacio del vientre hacia atrás.

de cierre. En el primer círculo, se sitúan los músculos de cierre de la uretra y de la vagina, y en el círculo posterior, se sitúa el músculo de cierre del ano.

El punto de cruce del ocho es el periné, la parte del tejido del suelo pélvico que más debe estirarse durante el parto. Si mueve esta capa muscular, notará claramente los tres músculos de cierre.

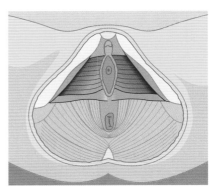

Las tres capas del suelo pélvico: la musculatura de cierre (izquierda), la capa intermedia (parte superior derecha) y la capa interna (inferior derecha).

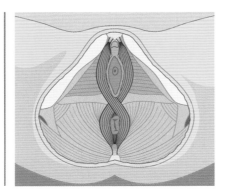

La capa intermedia se sitúa transversalmente a la pelvis, desde un isquion hasta el otro y desde la rama iliopúbica a la rama isquiopúbica, estos huesos unen el isquion con el pubis. Si mueve esta capa muscular, podrá notar un pequeño tirón a la derecha e izquierda del isquion y en la rama isquiopúbica. La tercera capa, la más profunda, se sitúa desde el cóccix y el sacro hacia delante, por delante del pubis y la rama isquiopúbica. En el centro, hay una hendidura para los tres orificios corporales de la vejiga, la vagina y el ano. A cada lado de los músculos de cierre hay tres resistentes fibras musculares, tensas de atrás hacia delante, a través de la pelvis. Si mueve esta capa muscular, podrá notar cómo se eleva ligeramente la parte interior del cuerpo.

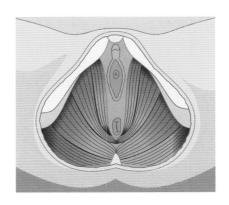

Entrenar el suelo pélvico

Cuando mueva el suelo pélvico, asegúrese de que está activando los músculos correctos. Merece la pena practicar un poco. Notará estos movimientos musculares, si al orinar intenta interrumpir el chorro de orina. Precisamente para esto, tiene que utilizar los músculos del suelo pélvico.

Apriete un momento el suelo pélvico. ¿Nota un ligero tirón del músculo hacia la derecha y la izquierda del isquion y de la rama isquiopúbica, delante de la cara interna del pubis, justo detrás del cóccix y en la cara interna del sacro? ¡Es muy importante que los músculos del vientre y los glúteos permanezcan relajados y no se muevan! ¿Puede notar esto? Maravilloso, entonces es que ha utilizado los músculos adecuados.

Nuestro músculo más importante durante el parto

Normalmente, el suelo pélvico está bien cerrado. Sin embargo, durante el parto, se desarrolla extremadamente. Podría decirse que el suelo pélvico, junto al útero, son los músculos más importantes durante el parto. En ese momento debe estar lo más elástico y relajado posible.

La columna vertebral es una cadena

Para erguir todo nuestro cuerpo, está claro que la columna vertebral es esencial. Durante los meses del embarazo, juega un papel importante. 24 vértebras móviles entre la cabeza y la pelvis forman nuestra columna vertebral: siete vértebras cervicales, doce vértebras torácicas de las que penden las costillas, 5 vértebras lumbares, el sacro y el cóccix. La columna vertebral completa se mueve como una cadena. Una vértebra comienza y activa a la siguiente, que mueve a la siguiente, etcétera, hasta que al final, se mueven la cabeza, los brazos y las piernas.

Los dolores más comunes durante el embarazo

Dolores en las articulaciones de la pelvis: Las articulaciones de la pelvis son inmóviles. Cuando se tensan debido a las hormonas del embarazo, pueden provocar determinados dolores. La distensión de la articulación sacroilíaca puede hacer que tumbarse boca arriba durante mucho tiempo y luego ponerse de lado sea doloroso. Un masaje en el sacro puede obrar maravillas (página 70). Cuando se distiende la articulación del pubis, puede sufrir dolores en las piernas. Sáltese todos los ejercicios en los que note dolor en el pubis.

● **Dolores en el isquion:** También los dolores en el isquion pueden ser muy incómodos cuando se tumbe boca arriba. Cuando se irrita el nervio del isquion, puede desarrollar dolores en la parte exterior o posterior de las piernas, desde las nalgas hasta los pies. Puede recurrir especialmente a los ejercicios a cuatro patas para mitigar estos dolores (a partir de la página 34).

● **Síndrome de la vena cava:** En la zona de la espalda, la parte del útero más pesada presiona los vasos sanguíneos mayores. Esto hará que se sienta mareada y el bebé también. En este caso, debe evitar tumbarse de espaldas y también los ejercicios en esa posición.

● **Incontinencia urinaria:** En el embarazo, el suelo pélvico se maltrata un poco. Lo que ocurre es que involuntariamente, cuando hace deporte o cuando se mueve, cuando tose o estornuda, pierde orina. Renuncie a los deportes que impliquen movimientos violentos como el *jogging*, el tenis o el *aeróbic-step*. Evite levantarse violentamente. Fortalecer la espalda, es bueno para el suelo pélvico.

● **Dolores de espalda:** Si, en su vida cotidiana, siempre carga los mismos músculos o está mucho tiempo de pie o sentada, debe practicar desde el principio la gimnasia para embarazadas. Por ejemplo, puede dejar caer el peso estirándose (página 22) también en la oficina. Con los ejercicios a cuatro patas (desde la página 34), concederá un descanso a su columna vertebral. Practique los ejercicios a cuatro patas, a ser posible, cada día durante 10 minutos.

El arte de respirar

Pocas veces, la respiración es tan importante como en el embarazo. Gracias a ésta el bebé se mece plácido constantemente. Además, controlar la respiración durante el parto en cada contracción y en la fuerza del diafragma le ayudará a parir a su bebé.

La respiración fluye

Una respiración que fluya libremente es importante, porque le proporciona a usted y a su bebé suficiente oxígeno en cualquier situación. La respiración origina un constante mini movimiento que se mantiene por todos los tejidos en oscilación. Esto es lo que da vida a todas las criaturas. Desgraciadamente, casi todos tendemos a contener la respiración y a interrumpir la precisa autorregulación de la respiración. Contenemos el aire del aliento o nos sentimos mareados. Durante el embarazo quizás tenga la sensación de que le falta el aire. Por eso, es conveniente fortalecer el diafragma y los músculos respiratorios. En el capítulo "La respiración", a partir de la página 52, le indico algunos ejercicios para practicar mejor la respiración y poder entrenar el diafragma.

Tres reglas básicas para la respiración:

1. Respire conscientemente y sin insistir.
2. La inspiración viene sola, cuando relaje el vientre.
3. No retenga el aire. Si se inclina, recuerde la regla número 1.

El cuerpo sabe cómo funciona

Es casi imposible controlar la respiración tan precisamente como lo hace el cuerpo. Este es uno de los motivos por los que no es conveniente emplear técnicas respiratorias durante el parto. Es mejor si sigue su flujo natural. Para hacer tal cosa, puede practicar lo siguiente: relájese y deje al cuerpo respirar. Comience con la espiración. Esta fase es activa: hablamos, cantamos y reímos con la espiración. Cuando haya espirado, espere hasta que el cuerpo vuelva a inspirar. Esto ocurre de manera natural, el aire es un regalo que nos hace la atmósfera circundante. El cuerpo toma el aire suficiente que usted necesite.

Un solo requisito: relaje el vientre, para que el diafragma tenga libertad de movimiento ilimitada. La respiración fluye imperceptiblemente. Los hombros permanecen hacia atrás y no se mueven. Las costillas y la caja torácica se mueven ligeramente. Cuando haya respirado durante unos minutos, se sentirá relajada, repuesta y refrescada.

Mucho espacio para el diafragma

El diafragma es nuestro músculo respiratorio más potente. Continuamente, durante toda su vida, se mueve, recoge aire de los alvéolos pulmonares y lo saca. El diafragma se encuentra entre el vientre y la caja torácica y se adhiere entorno a la parte interior de las costillas. Se estira

transversalmente a través del cuerpo como un paraguas. Con cada inspiración, se abre llana y ampliamente. Con cada espiración, el diafragma se repliega dentro de la caja torácica, como una cúpula. Cuando el vientre está relajado, el diafragma tiene suficiente sitio para moverse, aunque el bebé esté creciendo y empuje desde dentro.

La fuerza de su voz

Cuando espira con voz, el diafragma debe esforzarse un poquito más para sacar el aire del cuerpo. Gracias a esto, se entrenará y la respiración se volverá más profunda. Usted y su bebé obtendrán más oxígeno.

En todo momento, los sonidos pueden ser muy útiles, especialmente en el parto. Cómo suene la voz no depende de la práctica. Más bien, notará como su cuerpo se pone en movimiento. Coloque las manos en el vientre o en la parte baja de la espalda y note una ligera vibración que atraviesa todo. Esto relaja, mejora la circulación sanguínea y le pone en forma.

Así se coloca el útero entre el diafragma y el suelo pélvico en su vientre.

Una práctica de entrenamiento relajada

La gimnasia para embarazadas le proporciona nueve meses de placer y, además, puede propiciar un parto sin problemas. Dedique tiempo a realizar un entrenamiento relajado.

Crece la conciencia sobre el cuerpo

Quizás, note zonas en su cuerpo en las que no había reparado antes del embarazo. Utilice este conocimiento sutil también durante la gimnasia. Nunca practique de manera mecánica, en su lugar, utilice su sensibilidad para notar con mayor precisión su cuerpo y a su bebé durante el movimiento. De este modo, puede emplear un tiempo de su vida cotidiana para esta gimnasia, en el que se dedique total y conscientemente a su cuerpo y a su bebé.

Utilizar la gravedad

Durante el desarrollo del embarazo, su vientre irá creciendo gradualmente, y el movimiento le irá resultando cada vez más cansado, pero puede contar con una ayuda maravillosa: la gravedad. Le proporciona la llave para la relajación que funciona siempre y en cualquier caso. Quizás le ayudará la luz de una vela, o bien, música suave, para que la gravedad esté presente por todas partes: en casa, o en el supermercado, en la calle o en la sala de partos.

Acostumbrarse al peso del propio cuerpo

La gravedad le muestra el buen camino, es decir, la dirección al suelo. Todo cae perpendicular hacia abajo. Sin embargo, la gravedad no sólo es la fuerza que nos pega al suelo y que nos hace notar nuestro peso. También es la resistencia contra la que nos erguimos. Todos nuestros miembros y cada una de las células de nuestro cuerpo deben orientarse entre la diferencia de la gravitación terrestre y nuestra propia postura erguida.
Esto ocurre por sí sólo, cuando estamos relajados. En el momento en el que nos ponemos tensos, en el que contraemos los músculos, retraemos el vientre, apretamos los dientes, el cuerpo ya no puede reaccionar ante la gravedad.
De este modo, el primer paso es preparar el cuerpo conscientemente y dejarse llevar por la gravedad. Así, notará su propio peso y lo dejará caer sobre el

suelo. Sea consciente del suelo que hay bajo sus pies; esto dará seguridad a su bebé.

Tumbada, sentada, de pie o andando

La gravedad está en todo momento y en cualquier lugar. No sólo cuando se relaje, tumbada sobre la esterilla, sino también cuando se mueve. En un santiamén, en una fracción de segundo, con cada paso y en cada momento del desarrollo del ejercicio, oriente todas las células de su cuerpo hacia la gravedad. Tan pronto como prepare su cuerpo para esa fuerza, se dará cuenta de cómo sus músculos, sus articulaciones, su esqueleto y sus tejidos se colocan en su lugar correcto. Y sin que ninguna célula quede oprimida. Observe los movimientos suaves de un gato o las acciones juguetonas de un niño pequeño. Esto le ayudará a entender cómo funciona la gravedad en su cuerpo. Esto hará que su cuerpo sea más ligero en su vida cotidiana, a pesar de su pesado vientre.

"Cuando se cae algo desde la ventana (incluso cuando es muy pequeño), se deja llevar por la ley de la gravedad, poderosamente, como el viento en el mar, y en cada esfera, lo arrastra hacia el núcleo de la tierra".
Rainer Maria Rilke

¿Cómo practicar?

Tómese un poco de tiempo diariamente para practicar. Un cuarto de hora será una gran práctica, pero tendrá que encargarse de realizarlo también en un día muy ocupado. Debe ser un momento en el que no haga ninguna otra cosa. Este pequeño espacio de tiempo podrá dedicarlo a sí misma y a su bebé.

Es mucho más eficaz practicar un poco cada día, que hacerlo una vez por semana durante una hora. Cuando tenga menos tiempo, seleccione solamente una o dos tiras de ejercicios. No debe practicar nunca de una manera mecánica, porque de esa manera, le dedicará menos concentración a los ejercicios. Si nota que su interés disminuye, haga una pausa.

Puede realizar todos los ejercicios de este libro hasta el parto. No he seleccionado diferentes ejercicios para las diferentes fases del embarazo; no es necesario. Los ejercicios no se confeccionan independientes unos de los otros. Puede incorporarse a cada paso del programa. La oferta se complementa con los ejercicios que usted decida seleccionar.

Relajar las capas musculares internas

Los siguientes ejercicios pueden prestarle gran ayuda si los realiza conscientemente. Esto no significa que deba esforzarse para realizar los estiramientos más extremos, o la cantidad más alta de repeticiones durante el desarrollo de un ejercicio. Al contrario: con ejercicios muy pequeños, conseguirá ejercitar las fibras musculares profundas, que tendrá que utilizar durante el parto. La atención debe centrarse en notar dónde se desarrollan los movimientos. Esto será más fácil cuando realice ejercicios parsimoniosos o muy despacio y observe, por ejemplo, cómo las superficies de las articulaciones se deslizan unas por encima de otras.

Son necesarias su comprensión y su tención. Se sorprenderá de todo lo que descubrirá de su cuerpo y de su bebé. Y esto solamente es la gratificación adicional que la práctica le proporcionará. Especialmente, la práctica le fortalecerá en ese momento y, al mismo tiempo, le relajará.

Libro

En el libro, encontrará la descripción de todos los ejercicios, acompañada de fotos que los ilustran.

Un contacto afectuoso entre usted y su bebé.

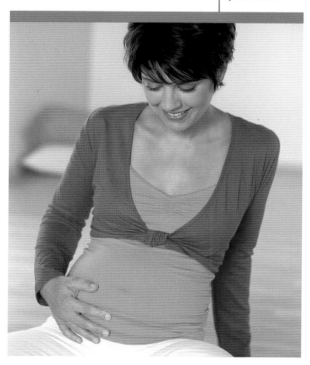

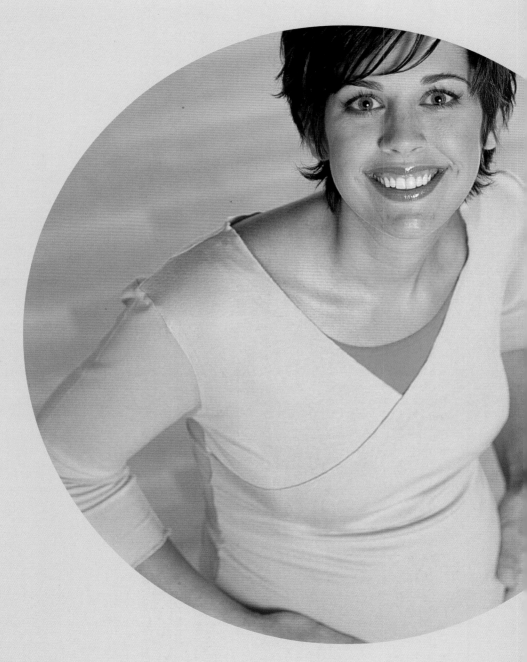

SANA Y ÁGIL

Todos los ejercicios que encontrará en los siguientes
capítulos, le relajarán y fortalecerán durante todo
su embarazo. Aprenderá a no soportar sola su peso
corporal, sino a utilizar la gravedad para su bienestar.
Cuánto más se familiarice con cada uno de los
movimientos, más notará su cuerpo, podrá potenciar sus
puntos fuertes y débiles y se sentirá mejor.

Déjese llevar

Además del bebé, también aumenta su peso corporal.
No lo sobrelleve sola, deje que el peso caiga hacia el suelo.
Independientemente de si está de pie, sentada, tumbada
o a cuatro patas, note el contacto con el suelo, déjese caer, confíe
en el suelo bajo sus pies: los músculos se irán relajando y se
sentirá más ligera.

Dejar caer el peso estirándose

Cuando se tumbe, su cuerpo estará en contacto con el suelo.
Es la mejor manera de estirarse. ¡Disfrute de esta postura!

LOS EFECTOS DE ESTE EJERCICIO

● Con el estiramiento, localizará los músculos profundos de la musculatura de la columna vertebral. Normalmente, se encuentran en tensión contante.
● Cuando consiga relajar su cuerpo, se verá recompensada por una sensación de bienestar.

A lo que debe prestar atención especial

Trate de notar bien toda su columna vertebral: Durante el ejercicio, cada vértebra tirará de la siguiente.

Así se practica correctamente

➤ Túmbese en el suelo, en una esterilla o en una manta: es importante hacerlo sobre una base firme. No necesita ninguna almohada porque va a mantenerse en movimiento.
➤ Comience tumbada boca arriba. Mueva la columna vertebral, tuérzala como una culebra. ❶
➤ A continuación, ruede estirándose hacia un lado, para ello, tome impulso con las piernas o con los brazos. La fuerza para este ejercicio viene de los músculos menores de la columna vertebral. Son los que unen las vértebras. Si ir de un lado al otro le resulta difícil, muévase como le resulte cómodo.

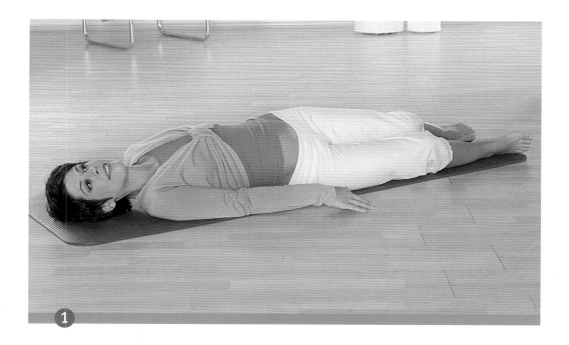

➤ Cuando ya no pueda moverse más o cuando ya haya llegado a un lado, estírese para ponerse de nuevo boca arriba. Éste es un movimiento en el que no necesita impulso, ni la ayuda de las extremidades.

➤ A continuación, vuelva a moverse sin utilizar las manos ni las piernas hacia el otro lado.

➤ Disfrute un momento del movimiento y descubra cómo se siente bien.

➤ Estírese de forma continuada durante 3 minutos.

TRUCO

➤ Cuando no pueda tumbarse boca arriba porque se marea o le duele el sacro, mejor estírese de lado.

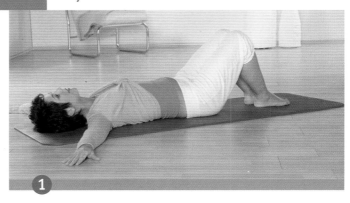

Pelvis ágil

La pelvis realiza este movimiento en cada paso y cada vez que se incorpora o se sienta.

) LOS EFECTOS
  DE ESTE
  EJERCICIO

● Se relajan todos los músculos de la pelvis.
● Podrá llevar a su bebé más ligeramente.

A lo que debe prestar atención especial

Vigile las articulaciones de la cadera. Los tejidos de las articulaciones se deslizan suavemente alrededor de la cápsula articular de la cadera.

Así se practica correctamente

➤ Túmbese relajada boca arriba y flexione las piernas. Las articulaciones de la cadera, de la rodilla y del pie tienen que formar una línea. La pelvis queda centrada. **①**
➤ Note la simetría del cuerpo; la parte izquierda y la derecha. Note cómo el sacro se pega al suelo y cómo ambas fosas ilíacas se cierran hacia el pubis.
➤ Eleve la pelvis hacia arriba. La vértebra lumbar desciende un poco y la parte inferior de la espalda se estira.
➤ Deje que la pelvis descienda con la gravedad hacia el suelo. Estire ligeramente la vértebra lumbar y arquee la espalda.
➤ Repita el ejercicio 5 veces, sin hacerlo de manera mecánica.

TRUCO

➤ Cuando no pueda tumbarse boca arriba, puede realizar el mismo ejercicio sentada como el ejercicio "Balancearse sobre los isquiones" (página 42).

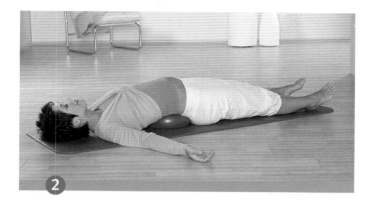

Doblar la vértebra lumbar

La parte más estrecha de la pelvis está en su entrada.
Gracias a una vértebra lumbar ágil y a los relajados músculos
de la pelvis, la parte inferior de la espalda se ensancha y se
crea espacio para el bebé.

A lo que debe prestar atención especial

Intente que solo se doble la vértebra lumbar, y no todo el cuerpo.

Así se practica correctamente

➤ Coloque una pelota blanda o un rollo de unos 20 centímetros
de diámetro bajo la vértebra lumbar. Deje que las piernas
se deslicen y extienda los brazos. ❷
➤ Deje caer su peso. Suelte los hombros. Descanse la cabeza
en el suelo y relaje la mandíbula inferior.
➤ Espire bien, o diga "Aaaaaa".
➤ Manténgase tumbada sobre la pelota durante
unos 30 segundos.
➤ Saque el rollo o la pelota y repita el ejercicio "pelvis ágil".
➤ Para terminar, túmbese de lado y frote el sacro y la vértebra
lumbar. Antes de incorporarse, póngase a cuatro patas y mueva
la columna vertebral (página 35).

) LOS EFECTOS
DE ESTE
EJERCICIO

● Activa su columna vertebral
lumbar. De este modo, facilitará
la salida a su bebé al nacer.
● El peso de su bebé se
distribuye mejor y el vientre
se siente más ligero.

TRUCO
➤ Debe evitar estos
ejercicios si tiene dolores
fuertes en el isquion
o se marea al tumbarse
boca arriba (el síndrome
de la vena cava).

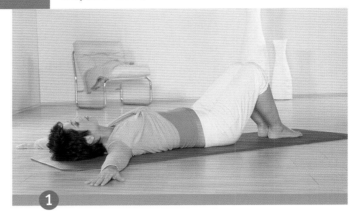

El cocodrilo

Así se denomina a una serie de ejercicios de estiramiento
para la columna vertebral que originalmente proceden del yoga.
Gracias a estas posturas, la columna vertebral se estimula, se relaja
y se fortalece.

) LOS EFECTOS DE ESTE EJERCICIO

● El estiramiento ligero funciona
como un masaje suave
en la musculatura, en los
ligamientos, en las
articulaciones y en todos los
órganos del tronco.
● Toda la columna vertebral
se relaja. Éste es el ejercicio
ideal contra los dolores
de espalda.

A lo que debe prestar atención especial

La gravedad afecta incluso a las fibras más profundas. Déjese
llevar por la fuerza de la gravedad y desde el vientre vigile
su respiración.

Así se practica correctamente

➤ Túmbese boca arriba, con las piernas flexionadas y juntas.
Coloque ambos brazos extendidos con las palmas de las manos
hacia el suelo. **1**
➤ Deje que ambas rodillas desciendan hacia la izquierda. Gire
la cabeza mirando hacia la derecha. **2**
➤ Deje caer el cuerpo totalmente hacia el suelo.
➤ Quédese así tumbada durante un momento y respire
tranquilamente con el estiramiento.
➤ Gire la cabeza y las piernas otra vez hacia el centro.

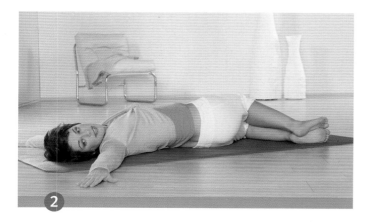

➤ Repita el ejercicio hacia el otro lado.

➤ Para terminar, estírese.

Variante: El cocodrilo activo

Cuando su bebé se encuentre en el extremo inferior de la pelvis, durante las últimas cuatro semanas antes del parto, la variante dinámica de este ejercicio puede hacer girar el cráneo hacia abajo.

A lo que debe prestar atención especial

En esta variante, debe juntar las rodillas todo el tiempo. Encoja las piernas todo lo que el vientre se lo permita y muévase tranquila y lentamente.

➤ Colóquese en la posición del cocodrilo. Tanto los hombros como los brazos se mantienen en contacto con el suelo durante todo el desarrollo del ejercicio.

➤ Con la siguiente espiración, dirija ambas piernas hacia el otro lado. Simultáneamente, gire la cabeza de modo que la mano del lado contrario entre dentro de su campo de visión.

➤ Con cada espiración, cambie de lado.

➤ Repita este movimiento 10 veces hacia cada lado.

TRUCO
➤ Si encuentra este ejercicio muy cansado, no cambie de lado con cada espiración, sino con la segunda o la tercera.

Descanso para las piernas

Las piernas se cargan especialmente durante el embarazo. Los tejidos están blandos pero las venas deben seguir bombeando la sangre de vuelta al corazón. Los siguientes ejercicios se recomiendan para piernas y varices cansadas y cargadas o para los pies y tobillos abotargados. Además, una presión sanguínea baja puede ser un indicador de que las venas de las piernas están sobrecargadas. Por supuesto, lo mejor es hacer ejercicio de manera preventiva.

Gimnasia de las venas

Con este ejercicio, ayudará a sus cansadas venas. Notará cómo funcionan los músculos de las pantorrillas, cuando mueve los pies, y se masajearán las venas de las piernas. Practíquelo diariamente. En combinación con baños de agua fría, ¡la capacidad de las piernas mejora en pocas semanas de manera visible!

LOS EFECTOS DE ESTE EJERCICIO

● Será un alivio para sus venas. Debido a que coloca sus piernas más altas que su corazón, la sangre circula por sí sola de vuelta por el tronco.

A lo que debe prestar atención especial

Durante este ejercicio, respire tranquila y uniformemente. Cuando se percate de que está conteniendo el aire, trate de realizar algún tipo de zumbido, como "mmmm" o "ssss".

Así se practica correctamente

➤ Túmbese boca arriba o, si se siente más cómoda, un poco de lado. Las piernas se mantienen flexionadas.
➤ Estire una pierna hacia el techo. La articulación de la rodilla se estira ligeramente, sin flexionarla hacia dentro.

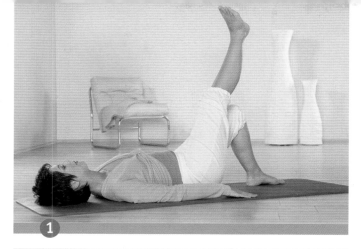

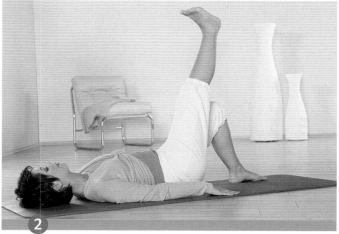

- ➤ Mueva los pies desde la articulación del pie. Describa un círculo con las puntas de los pies: 10 veces derecha y 10 izquierda. **❶**
- ➤ A continuación, doble alternativamente los dedos de los pies y los talones: tacón - punta, tacón - punta, tacón - punta, etc.
- ➤ Repita cada movimiento aproximadamente diez veces.
- ➤ Doble lentamente la cara posterior de la pierna. Mantenga el estiramiento mientras espira. **❷**
- ➤ Por último, sacuda la pierna y el pie.
- ➤ Practique con la otra pierna.

TRUCO

➤ En caso de que tenga varices, piernas pesadas o edemas, debe utilizar medias especiales y debe lavarse las piernas dos veces al día con agua fría. Evite ducharse con agua fría y caliente, los baños calientes, el sol o la sauna, así como pasar mucho tiempo sentada o de pie. Beba mucha agua.

Sacudir las piernas

La sacudida es eficaz durante el masaje y bastante fácil de practicar para los masajistas inexpertos. De este modo, sacude los músculos cansados, estimula el metabolismo e impulsa al aparato circulatorio.

) **LOS EFECTOS DE ESTE EJERCICIO**

● Sacuda de manera relajada y suelta los músculos tensos.
● Si curva la espalda, ayudará a que este ejercicio active la tensa columna vertebral.

A lo que debe prestar atención especial

Cuando nos enfrascamos en algo, fingimos olvidar al resto del mundo. Sin embargo, mientras sacuda las piernas, debe cuidar también el resto del cuerpo. ¿Está relajada?, ¿puede dejar relajados los hombros? Es más: ¡no chirríe los dientes! ¿Qué hace la lengua dentro de la boca?, ¿está suelta y relajada?

Así se practica correctamente

➤ Siéntese en el suelo. En primer lugar, sacuda la pierna empezando por la planta del pie. Utilice las puntas de los dedos o un puño cerrado.
➤ A continuación, sacuda toda la pierna. ❶ No se centre solamente en el músculo de la pantorrilla, sino también en el músculo de la espinilla, y sutilmente en la cara exterior de la espinilla.
➤ Finalmente, sacuda desde el muslo hasta la pelvis. Hágalo con cuidado.
➤ Antes de cambiar a la otra pierna, tómese un poco de tiempo para notar la diferencia entre ambas piernas. ¿Cuáles han sido los efectos de las sacudidas? ¿Qué tipo de sensación tiene ahora en la pierna que ya ha sacudido?
➤ Sacuda cada pierna durante aproximadamente 3 minutos.

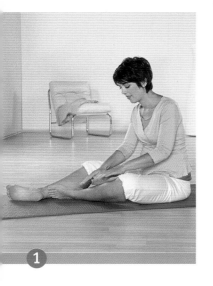

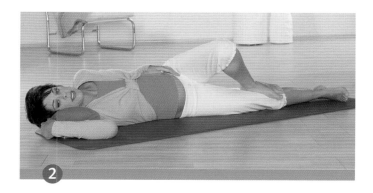

Una pierna sigue a la otra

Cuando sufra fuertes dolores en el isquion, dolores en las articulaciones ilíacas o el síndrome de la vena cava, puede practicar de lado con las piernas.

A lo que debe prestar atención especial

Mueva los pies tan relajada y juguetonamente como le sea posible. ¡Sin falsos movimientos, por favor! Todo lo que haga suavemente, será bueno para usted.

Así se practica correctamente

> Póngase de lado, con las piernas extendidas. También puede colocar una almohada rígida o un rollo bajo la cabeza.
> Acaricie con la planta del pie la parte interna de la otra pierna y del pie. Desplace el pie a lo largo de la pierna y masajéela ligeramente. Mueva el pie lo más lejos posible. **2**
> Mueva la parte superior de la pierna durante aproximadamente 2 minutos.
> Deslice la pierna hacia fuera y cambie de lado.
> Por último, estírese.

) LOS EFECTOS DE ESTE EJERCICIO

● Entrena la flexibilidad de las articulaciones de las caderas y los músculos de la pelvis.
● Las piernas se vuelven más ágiles.

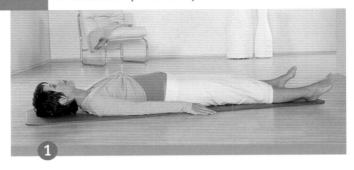

El peso de las piernas dobla la columna vertebral

El ejercicio fortalece los músculos del vientre y de la zona lumbar. Trate de notar cómo se mueven las cápsulas articulares de la cadera y el cojinete de la articulación de la cadera. Rotan esférica y suavemente, como unas bolas de helado en una cuchara.

) LOS EFECTOS DE ESTE EJERCICIO

● Ayuda sin esfuerzos a estirar los ligamentos redondos del útero, los músculos del vientre y del suelo pélvico.
● Al mismo tiempo, profundiza la respiración.

A lo que debe prestar atención especial

Preste atención al peso de sus piernas. No necesita hacer casi nada más, la gravedad se hace cargo del estiramiento.

Así se practica correctamente

➤ Túmbese boca arriba y note el peso de sus piernas.
➤ Suba las piernas lentamente, sin elevar los pies. Los talones tienen que estar todo el tiempo en contacto con el suelo. A continuación, repose las plantas de los pies en el suelo.
➤ Deje que las piernas se deslicen hacia fuera, hasta que vuelvan a estar extendidas en el suelo. Note de manera consciente su peso. ❶
➤ Repita este movimiento lentamente, aproximadamente 10 veces, sin hacerlo de manera mecánica. Note claramente, cómo las piernas se van soltando paulatinamente.

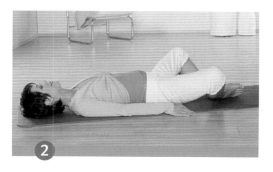
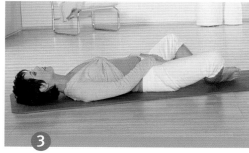

Variante: Las rodillas se dejan caer una después de la otra

Esta variante estira la cara interna de los muslos, de las ingles y del suelo pélvico. Este ejercicio es especialmente bueno en caso de dolor por el crecimiento de los ligamentos del útero.

➤ Suba las piernas.
➤ Deje caer las rodillas, una a cada lado. **2**
➤ Deje que las piernas se deslicen hacia fuera, hasta que estén otra vez estiradas en el suelo.
➤ Repita este movimiento entre 3 y 7 veces.

Variante: Respirar con el estiramiento de las ingles

Puede intensificar el efecto de este ejercicio, si utiliza la respiración.

➤ Deje caer las rodillas, una a cada lado. Apoye las plantas de los pies una contra otra y frótelas, como a veces se hace con las palmas de las manos.
➤ Si tiene las manos frías, frótese también las manos, para que estén calientes.
➤ Coloque las manos calientes en las ingles, la zona de transición entre el vientre y la pelvis y note la respiración bajo sus manos. **3**
➤ Manténgase en esa posición durante, como mínimo, un minuto y vigile la respiración.
➤ Deje que las piernas se deslicen hacia fuera y, para terminar, estírese.

TRUCO

➤ Deje que surta efecto el peso de las piernas. Las rodillas cuelgan hacia fuera. ¡No se balancee! Note cómo van cediendo las ingles y las caras internas de los muslos al peso de las piernas y éstas se van estirando.

A cuatro patas

LOS EFECTOS DE ESTE EJERCICIO

● La columna vertebral, el vientre y los músculos de la pelvis se descongestionan y pueden recuperarse.

La posición erguida siempre ha sido agotadora para nuestro esqueleto durante miles de años. Esto se nota especialmente durante el embarazo, cuando debe soportar aún más peso. Por eso, la postura a cuatro patas es especialmente reparadora. De este modo, fortalecerá y relajará toda la musculatura de la columna vertebral.

La postura correcta a cuatro patas

Si cumple unos cuantos detalles de esta postura básica, podrá disfrutar aún más de las ventajas de los siguientes ejercicios. Todos los ejercicios de este apartado comienzan en esta posición.

A lo que debe prestar atención especial

Tómese su tiempo para familiarizarse correctamente con esta postura. No sólo es importante para los siguientes ejercicios, sino que le proporcionará, también en su vida cotidiana, un nuevo y rápido bienestar.

Así se practica correctamente

➤ Colóquese apoyando manos y rodillas en el suelo.
➤ Reparta el peso del cuerpo equitativamente entre los cuatro apoyos, como si fuera una mesa de cuatro patas y la espalda fuera el tablero de la mesa. Las rodillas se sitúan justo bajo las articulaciones de las caderas. Los codos se redondean ligeramente, con las puntas de los dedos mirando hacia fuera. ❶
➤ Deje el vientre suelto de manera consciente y relájelo, sin combar la espalda.

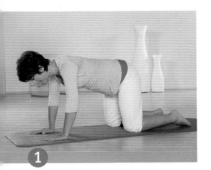

❶

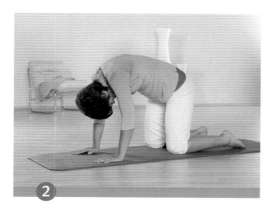

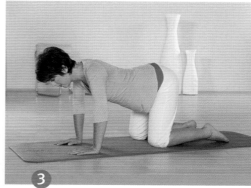

Columna vertebral ágil

Con este ejercicio, también le proporcionará alegría a su bebé, al mecerse suavemente con la cabeza o el trasero en su vientre.

A lo que debe prestar atención especial

Imagine que es una gata, que se estira o se curva con fruición, como haría ella.

Así se practica correctamente

➤ Colóquese a cuatro patas.

➤ Mueva la columna vertebral. En primer lugar, intente formar una chepa tan grande como le sea posible. Deje que la cabeza se balancee. ❷

➤ Después, mueva cada vértebra en la otra dirección. Durante un momento, la columna vertebral estará totalmente estirada, como una cadena de 24 perlas.

➤ Vuélvase a mover y traiga la columna vertebral y la cabeza hacia arriba. La columna vertebral formará una abolladura. ❸

➤ Repita este movimiento fluidamente durante unos 3 minutos.

) LOS EFECTOS DE ESTE EJERCICIO

● Las capas profundas de la musculatura de la columna vertebral se relajan y se ponen en movimiento.

● Todas las vértebras vuelven a su sitio: ideal para los dolores de espalda.

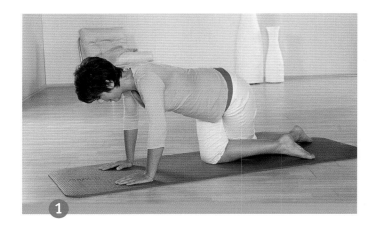

El cruce de piernas

Este ejercicio parece acrobático, pero es bastante fácil, como sentarse en el sofá y juntar las piernas.

A lo que debe prestar atención especial

Comience lentamente, hasta que tenga claro el ejercicio. Después, gatee de forma uniforme.

Así se practica correctamente

➤ Gatee durante 3 minutos a cuatro patas por toda la habitación.
➤ A continuación, mientras gatea, coloque las piernas en cruz. Sitúe la pierna derecha sobre la cara externa de la pierna izquierda en el suelo. ❶
➤ Eleve la pierna izquierda. Apoye la pierna izquierda en la cara externa de la pierna derecha.
➤ Repita este movimiento durante aproximadamente 2 minutos.
➤ Realice este movimiento hacia atrás, durante 2 minutos más. Si su vientre está demasiado grande, debe hacerlo suavemente.

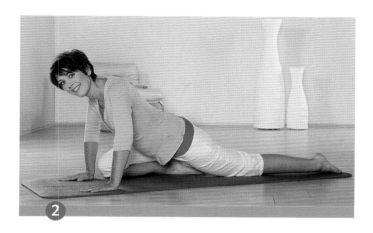

Estirar el ligamento redondo del útero

Cuando el bebé crece, el ligamento redondo del útero se ve sometido a un gran esfuerzo. En particular, en el segundo tercio del embarazo, en el que se potencia la capacidad de dilatación.

A lo que debe prestar atención especial

No estire la pierna activamente; en su lugar, deje que la gravedad la lleve hacia abajo y hacia atrás. Su peso estirará el vientre y la columna vertebral.

Así se practica correctamente

➤ Póngase a cuatro patas, con la pelvis ligeramente hacia atrás. Coloque una pierna estirada hacia atrás; cae pesadamente desde la pelvis.

➤ La otra pierna se mantiene flexionada bajo el vientre. ❷

➤ Espire haciendo "ooooo".

➤ Con la espiración, cambie y ponga la otra pierna hacia atrás y déjela caer.

➤ Repita este ejercicio tres veces con cada pierna.

) LOS EFECTOS
DE ESTE
EJERCICIO

● Particularmente, estirará el ligamento redondo del útero, que se sitúa a ambos lados del útero hacia delante, hasta las ingles.

● Se descongestionarán la vértebra lumbar, las caderas y las piernas.

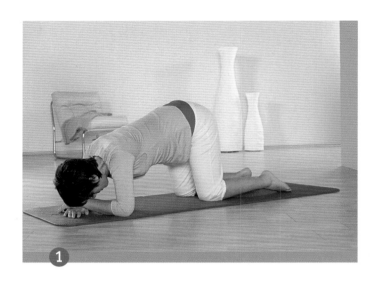

Una pierna en el aire

Si no quiere tumbarse en el suelo, también puede entrenar los vasos sanguíneos con el ejercicio de la gimnasia de las venas (página 28).

(página 28)

) LOS EFECTOS DE ESTE EJERCICIO

● Las venas descansan, y remiten todos los dolores en el isquion, en los músculos de la pelvis, en el vientre y en la zona lumbar.
● El ejercicio da impulso al sacro.

A lo que debe prestar atención especial

Si sufre dolores en el pubis, cuando levanta la pierna, podría ser que el cartílago de la sínfisis esté muy estirado. Evite todos los movimientos que le provoquen ese dolor. Por cierto, no tenga miedo, todos estos dolores desaparecen pronto después del parto.

Así se practica correctamente

➤ La posición de partida es a cuatro patas. Apoye la cabeza en los antebrazos entrelazados. ❶

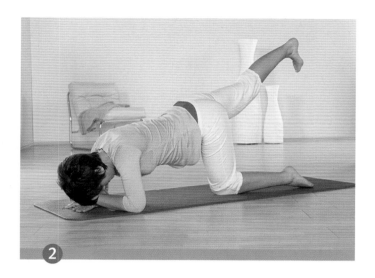

➤ Eleve la pierna en el aire, estírela lentamente como si fuera una extensión de la espalda. ❷

➤ Mueva la pierna a la posición inicial, sin apoyarla y vuelva a estirarla.

➤ Repita este movimiento entre 5 y 10 veces con cada pierna.

Variante: Escribir el nombre del bebé en el aire

➤ Deje la pierna en el aire y escriba con la punta de los dedos el nombre de su bebé en el aire. Dibuje letras pequeñas y redondas, mueva los pies con la articulación del pie.

➤ Estire lentamente la parte posterior de la pierna, mantenga el estiramiento y relaje la pierna.

➤ Sacuda el pie y apoye la rodilla de nuevo en el suelo.

➤ Repita el ejercicio con la otra pierna.

) LOS EFECTOS
DE ESTE
EJERCICIO

● Mientras mueve los dedos de los pies, potencia los efectos del bombeo de las venas.

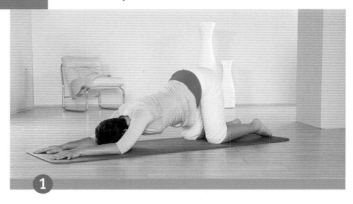

Dejar colgar la columna vertebral

Imagínese el puente sobre el Bósforo o el puente sobre el río Rin en Dusseldorf… En este ejercicio, la columna vertebral colgará de la pelvis, igual que los enormes cables de acero de los pilares de ese gran puente.

LOS EFECTOS DE ESTE EJERCICIO

● Este ejercicio relaja la columna vertebral, el diafragma y el suelo pélvico.
● Estira la espalda, el vientre y los hombros.
● Si en la semana 36 del embarazo, su bebé todavía está en el extremo inferior de la pelvis, y los glúteos están mirando hacia abajo, este ejercicio ayudará al bebé a girarse. Se recomienda pasar 10 minutos cada dos horas en la postura de rodillas-codos.

A lo que debe prestar atención especial

No se apoye en los brazos; en su lugar, déjese caer desde los hombros.

Así se practica correctamente

➤ Colóquese a cuatro patas. Separe las rodillas a la distancia de las caderas. Apoye la nariz, la mejilla o la frente en el suelo. Coloque los muslos perpendiculares, con los glúteos elevados.
➤ Deje caer la caja torácica.
➤ Deslice los brazos hacia delante, dejando colgar las articulaciones de los hombros. Relaje las articulaciones de las manos. ❶
➤ Espire y diga "aaaaa".
➤ Permanezca durante 1 minuto en esa posición.
➤ Vuelva a ponerse a cuatro patas y haga movimientos con la columna vertebral: primero como si fuera una chepa y luego como una abolladura.

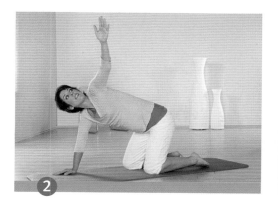

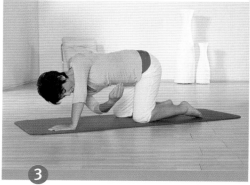

Aliviar la parte superior de la espalda

El peso adicional de su bebé implica un cambio de costumbres a la hora de moverse. Y esto, no sólo provoca tensiones extraordinarias, sino también dolores en la zona lumbar.

A lo que debe prestar atención especial

Mantenga la mano todo el tiempo dentro de su campo visual. Pegue la vista a la mano.

Así se practica correctamente

➤ La posición inicial vuelve a ser a cuatro patas, con las piernas abiertas a la distancia de las caderas.

➤ Mueva un brazo lateralmente hacia arriba, tan arriba como le sea cómodo y siga la mano con la mirada. Mantenga relajadas las articulaciones de las manos y los codos. ❷

➤ Mueva el brazo otra vez. Llévelo hacia el cuerpo, bajo la caja torácica, tan lejos como pueda. Intente mirar la mano a través de la axila. ❸

➤ Enrolle la cabeza cuidadosamente, como si quisiera hacer un rollo con el hombro y apoyar el omoplato en el suelo.

➤ Repita el movimiento 5 veces con cada brazo.

⟩ LOS EFECTOS
DE ESTE
EJERCICIO

● Este movimiento le ayudará a aliviar los dolores entre los omoplatos y a aliviar las tensiones en la caja torácica, en el cuello y también en los hombros y en los brazos.

La pelvis en el centro

La pelvis representa para usted el lugar más importante de los acontecimientos. Tiene tres articulaciones móviles: en los laterales, las cápsulas articulares de la cadera; en los cojinetes, la articulación de las caderas; y en la espalda, la unión entre el sacro y la última de las vértebras lumbares. Con cada uno de los siguientes ejercicios, trate de notar la pelvis entre estas tres articulaciones.

Balancearse sobre los isquiones

) LOS EFECTOS DE ESTE EJERCICIO

● Relaja las capas profundas de la musculatura de la columna vertebral.
● Los cartílagos intervertebrales reciben respiración extra y el metabolismo se activa.

A lo que debe prestar atención especial

Utilice una silla que no esté acolchada o una banqueta con un asiento recto. Siéntese recta en el borde de la silla, notando los huesos de los isquiones, como dos superficies óseas duras. Apoye todo su peso.

Así se practica correctamente

➤ Siéntese en una silla, con los pies y las rodillas separados a la distancia de las caderas. Deje descansar los pies en el suelo. ❶
➤ Eleve una nalga. Frótese el isquion con la punta de los dedos.
➤ Siéntese de nuevo sobre ambos isquiones y note la diferencia entre ambos lados. El isquion que ya ha tocado, debe sentirlo más claramente.
➤ A continuación, frótese el otro isquion, para que pueda notar ambos lados con claridad.

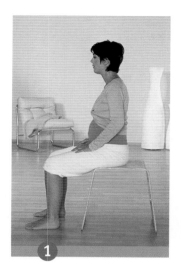 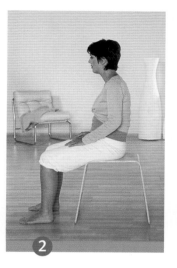 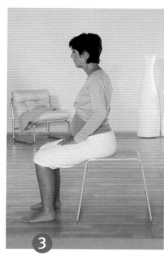

➤ Desplace lentamente el peso: gire desde los isquiones hacia atrás. La columna vertebral cede y se redondea. A continuación, siéntese prácticamente en el sacro. Deje colgar los brazos o déjelos sueltos sobre las piernas. ❷

➤ Ahora, desplace el peso de los isquiones lentamente hacia delante. Note como se levanta la columna vertebral, como si fuera una marioneta de la que estuvieran estirando desde el techo.

➤ Gire hacia delante, hasta que esté sentada sobre los isquiones y la vértebra lumbar esté girada. ❸

➤ Repita el movimiento como una oscilación lenta de 5 a 7 veces.

➤ Trate de encontrar el "punto central" de los isquiones. Note como la columna vertebral se levanta sin esfuerzos, como una vértebra se balancea después de la otra.

➤ Cierre los ojos y disfrute de la leve oscilación de la columna vertebral. Manténgase recta, pero sin estar rígida.

TRUCO

➤ Cierre los ojos durante el ejercicio. De este modo, podrá percibir mejor la columna vertebral en movimiento.

43

Masajear los pies con una pelota

Para notar mejor los pies y las piernas, utilice una pelota de *fitness* o una pelota de tenis y gírela con los pies. De este modo, se dará un pequeño masaje en los pies.

A lo que debe prestar atención especial

Mientras gire la pelota, puede relajar todo lo demás: las articulaciones de las mandíbulas, la lengua, los hombros y el suelo pélvico.

Así se practica correctamente

➤ Siéntese en el borde de una silla. Note los isquiones en la superficie de la silla. La columna vertebral está recta pero relajada. Deje caer los hombros. Los pies descansan en el suelo, separados a la distancia de las caderas.

➤ Coloque una pelota de tenis en la planta del pie y gírela con el pie. Note como se mueven las articulaciones de la cadera, de la rodilla y del pie. ¿Puede notar cómo el pie cede y cómo se ajusta a la pelota? Quizás, hay un lugar que le guste más. Masajee en ese lugar tranquila y detenidamente. ❶

➤ Ponga el pie otra vez en el suelo y note la diferencia con el otro pie. Sienta como ambos pies están en contacto con el suelo. Deje que el peso ceda hacia el suelo.

➤ Utilice 3 minutos de tiempo en cada pie. Finalmente, note si puede sentir ambos pies de manera similar.

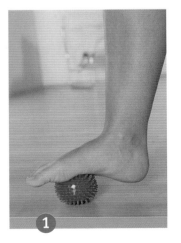

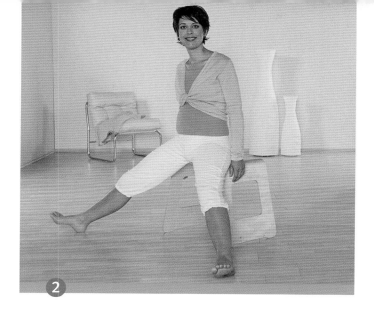

Abrir las piernas en posición sentada

Todas las partes de nuestro cuerpo están unidas entre sí. Cuanto más claro lo note, más eficazmente utilizará esta unión, para sobrellevar mejor la vida cotidiana durante el embarazo.

A lo que debe prestar atención especial

Note cómo el movimiento de las piernas pasa a través de la pelvis hasta la columna vertebral. Mantenga todo el tiempo los talones en contacto con el suelo.

Así se practica correctamente

➤ Siéntese estable y erguidamente en el borde de una silla.
➤ A continuación, deje que las piernas se deslicen, abriéndolas hacia fuera. ❷
➤ Deslice las piernas estiradas hacia delante para juntarlas y vuelva a abrirlas de nuevo.
➤ Repita el movimiento unas cuantas veces.

) LOS EFECTOS
  DE ESTE
  EJERCICIO

● Este movimiento es bueno para las piernas, ya que los músculos de las piernas se mueven, sin tener que arrastrar el peso del cuerpo.

Con ambos pies en la tierra

En sentido figurado, con estas palabras se describe a las personas que se mantienen en sus cabales, que disfrutan de forma sana de la realidad y que se involucran activamente en los problemas. Estas son cualidades que pueden ser muy importantes durante el embarazo y, posteriormente, durante el parto y la vida del niño. Por una vez, note cómo se siente de segura y relajada, cuando se coloca en esta postura de pie: con ambos pies en la tierra.

) LOS EFECTOS DE ESTE EJERCICIO

● Al utilizar entre dos y tres vértebras a la vez, surgen tensiones en la columna vertebral. Si flexionamos la columna contrarrestamos estas tensiones.

TRUCO

➤ Preste atención a los hombros. No los mantenga tensos, debe dejar que sigan a la gravedad y se enrollen sobre sí mismos en el lugar correcto: En el exterior y a ambos lados de la caja torácica.

Flexión de la columna

Con este ejercicio, pondrá todas y cada de las vértebras en movimiento, sin cargar la columna vertebral.

A lo que debe prestar atención especial

En este ejercicio, es muy importante que mueva una vértebra tras la otra. La columna vertebral es como una cadena de 24 eslabones, sin palos ni mangueras.

Así se practica correctamente

➤ Póngase de pie, relajada y recta. Los pies se sitúan a la distancia de las caderas, con los lados internos de los pies paralelos y las puntas de los pies mirando hacia delante. Las rodillas están relajadas pero ligeramente flexionadas. ❶
➤ A continuación, muévase tan lentamente como le sea posible.
➤ Comience con la cabeza. Enrolle una vértebra después de otra hacia delante, hasta que las 24 vértebras y la pelvis cuelguen hacia delante. Flexione un poco más las rodillas.

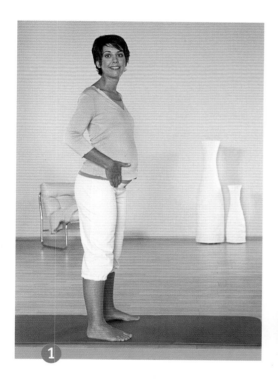

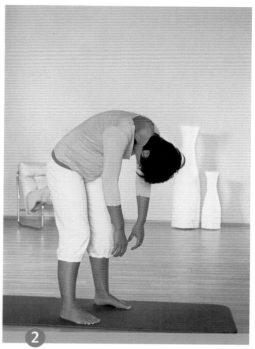

➤ Balancee la cabeza, los hombros y los brazos. ② Note
   que el peso de la cabeza dobla la columna vertebral.
➤ Comience a erguir la pelvis.
➤ Una tras otra, enrolle las vértebras de la columna vertebral
   hacia atrás, con los hombros en su lugar. Finalmente, enderece
   las vértebras cervicales y la cabeza.
➤ Repita la flexión de la columna unas cuantas veces.
➤ Cuando el movimiento sea bastante fluido y consiga activar
   una vértebra tras otra, debe aumentar el ritmo del movimiento.

La cuna del bebé

Este movimiento relaja el vientre y la pelvis durante el embarazo. Durante el parto también puede mecer al bebé, esto ayudará a su hijo a encontrar el camino a través de la pelvis.

)LOS EFECTOS DE ESTE EJERCICIO

● Nuestra fuerza viene de la pelvis, que pondrá en movimiento el aparato circulatorio. Relajará la columna vertebral y se sentirá refrescada y revitalizada.

A lo que debe prestar atención especial

La pelvis se mueve entre ambas cápsulas articulares de la cadera, que son tan redondas y lisas como bolas de billar. Por este motivo, los movimientos de la pelvis no son angulosos.

Así se practica correctamente

➤ Póngase de pie, recta y relajada. Coloque los pies paralelos, a la distancia de las caderas.

➤ Mueva la pelvis lentamente de un lado a otro. Durante el movimiento, flexione las piernas.

➤ Cuando mueva la pelvis hacia la izquierda, traslade el peso hacia la pierna izquierda y levante ligeramente la derecha, para luego volver a apoyarla. ❶

➤ Mueva la pelvis de esta manera durante dos minutos de un lado a otro.

➤ A continuación, mueva la pelvis hacia delante ❷ y déjela oscilar de nuevo hasta la posición de partida. La pelvis cuelga relajadamente de la columna vertebral.

➤ Mueva la pelvis de esta manera durante dos minutos de delante hacia detrás.

➤ Describa un círculo con la pelvis.

➤ Cambie, sin detenerse, la dirección del círculo, y continúe haciendo círculos en sentido contrario.

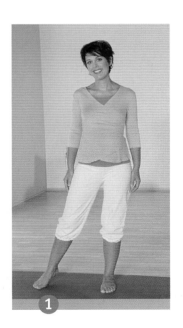

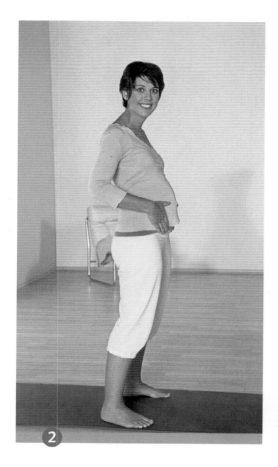 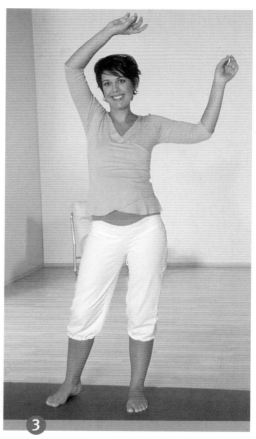

➤ Levante los brazos y muévalos, como si fuera un árbol, cuyas
  raíces descansan en la tierra y cuyas ramas se mecen
  con el viento. ❸
➤ Mueva la pelvis durante 10 minutos en todas las direcciones.

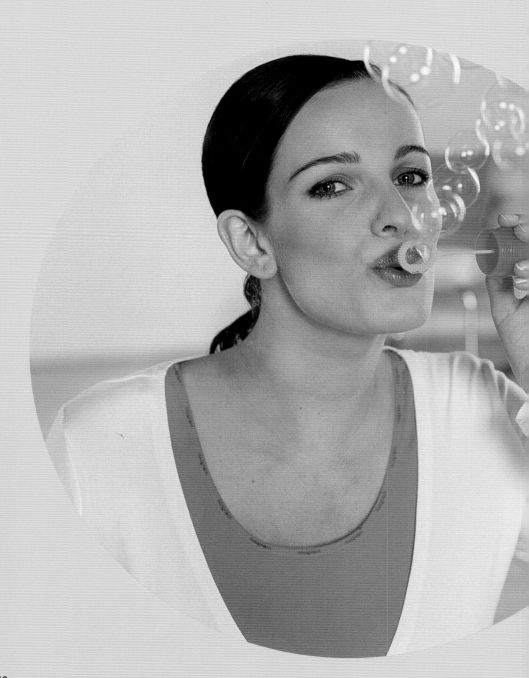

FITNESS
Y RELAJACIÓN
PARA EL PARTO

El embarazo tiende hacia un acontecimiento
determinado: el parto de su hijo. Todos los ejercicios de
este capítulo preparan el cuerpo para ese gran momento.
Al mismo tiempo, estará realizando un entrenamiento
óptimo durante el embarazo. Aprenderá a utilizar la
respiración y a activar el suelo pélvico. Unos cuantos
masajes eficaces perfeccionan nuestro programa para su
relajación y bienestar.

La respiración

La respiración es la A y la O, no sólo para el parto. Mantiene y marca el ritmo en todas las situaciones. No es necesario entrenarse en técnicas respiratorias complicadas. Es mucho más importante que no interrumpa el flujo del aire. Espire bien y deje que la inspiración entre de manera natural.

Respirar con el vientre

Al principio, como la mayoría de la gente, se dará cuenta de que en el momento en que vigila su respiración, tratará de controlarla. El misterio está en notar la respiración sin influir en ella. Para ello, necesita sentarse y contemplar su respiración.

LOS EFECTOS DE ESTE EJERCICIO

● En general, la respiración del vientre se encarga de la tranquilidad y la vitalidad. Usted y su bebé conservarán una mejor circulación sanguínea.

● Si respira conscientemente desde el vientre, esto le ayudará durante el parto. De este modo, su bebé recibirá más oxígeno, al igual que el útero y todos los músculos se proveerán de manera suficiente. Usted tendrá menos dolores, ya que la producción de inhibidores del dolor, propia del cuerpo, funciona mejor.

A lo que debe prestar atención especial

¿Se siente mareada? ¡Entonces es que lo hace demasiado rápido! Tómese más tiempo, disfrute del aire que respira.

Así se practica correctamente

➤ Puede hacer este ejercicio tanto sentada como tumbada boca arriba o de lado. Es importante que se encuentre muy cómoda. Después de un rato, logrará respirar desde el vientre en cada momento.

➤ Coloque las manos bajo el ombligo en el vientre, de modo que pueda notar bien el útero y al bebé. Perciba el movimiento respiratorio profundamente en el vientre, en el pubis y en la pelvis.

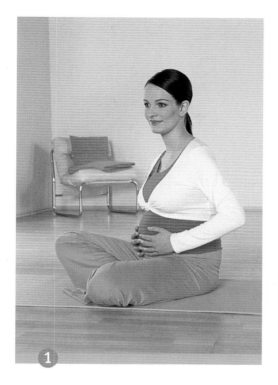

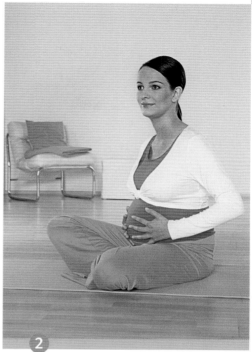

➤ Comience con la espiración. El vientre se hunde un poco bajo sus manos. ❶ Note cuando la respiración se termina. Siempre tiene que quedar un poco de aire en los pulmones, que se conoce como el volumen de reposo de la respiración.

➤ A continuación, deje que comience la inspiración, que entre por la nariz. Dilate el vientre bajo las manos. Hinche el vientre todo lo que pueda, como un niño pequeño: "¡Mira que barriga tan grande tengo!". Los hombros y la caja torácica permanecen bastante relajados. ❷

➤ Es como si el diafragma se contrajera por sí mismo y los alvéolos cogieran el nuevo aire.

➤ A continuación, espire de nuevo. Hágalo con toda tranquilidad, no se apresure o, de lo contrario, se quedará sin aliento.

➤ Respire de esta manera durante 5 minutos tranquila y profundamente desde el vientre.

TRUCO
➤ Probablemente, con este ejercicio, el bebé se espabilará, porque estará recibiendo mucho oxígeno.

Activar la voz

Siempre que note que está conteniendo el aire o rechinando los dientes, un zumbido fácil le permitirá volver a respirar y relajarse, incluso durante el parto. Mientras hace vibrar sus cuerdas vocales, activa también el diafragma y el suelo pélvico.

)
**LOS EFECTOS
DE ESTE
EJERCICIO**

● El zumbido le hace vibrar por dentro. No sólo relaja los músculos, sino que todos los tejidos del cuerpo se ven involucrados.
● El zumbido tranquiliza. Los pensamientos se interrumpen, todo el cuerpo estará despejado y activo.

A lo que debe prestar atención especial

Note una ligera vibración, cuyo zumbido actúa en todo el tronco.

Así se practica correctamente

➤ Túmbese o siéntese cómodamente. Coloque las manos en el borde de las costillas y note el movimiento en el diafragma. ❶

➤ Note cómo se hunde la caja torácica bajo sus manos. Cuando haya terminado de espirar, no utilice el aire extra, en su lugar, espere hasta la siguiente inspiración.

➤ A continuación, deje salir una pequeña y relajada vibración un "mmmm" o "ssss" blando con la espiración. Los labios permanecen relajados.

➤ No mantenga la vibración durante mucho tiempo, solamente lo que le resulte cómodo. No presione para que salga el aire. Preste atención a las señales corporales sutiles que le indican que la espiración ya ha terminado.

➤ Espere a que el cuerpo vuelva a coger aire. El vientre se expande. La inspiración viene sola. Ligera y silenciosamente y, sin embargo, de manera dinámica, el diafragma se contrae de nuevo y los alvéolos vuelven a acumular aire.

➤ Mantenga el zumbido durante 3 minutos con cada espiración.

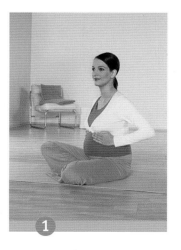

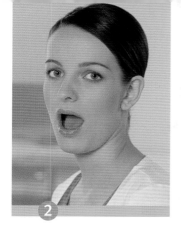
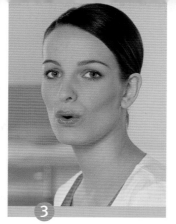
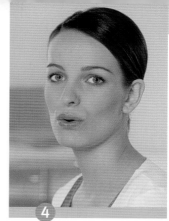

Variante: A, O y mu

El sonido de su voz consigue dirigir al bebé a través de la estructura ósea de la madre. Se supone que, por este motivo, el bebé señala con la cabeza hacia abajo. De este modo, estará cerca del sacro y podrá oír mejor la voz de la madre.

➤ Para la A: abra la boca, deje la mandíbula inferior relajada hacia abajo. La lengua descansa como en un lago sobre el paladar inferior.

➤ Abra el paladar y la faringe: imagínese que el médico le está revisando las amígdalas y entone "aaaa". Vigile cómo suena su voz y note cómo vibra la A en su vientre. ❷

➤ Pruebe a cambiar la altura y el volumen de la voz. ¿Le hace sentir bien?

➤ Entone entre 1 y 2 minutos. Después, haga una pausa y note los efectos de la entonación.

➤ Entone a continuación con los labios redondeados una "oooo". ❸ Note la O hasta en la pelvis.

➤ Entone entre 1 y 2 minutos. Despés haga una pausa.

➤ Entone con los labios totalmente relajados un "muuuu". ❹ Nótelo en el suelo pélvico, mientras entona. ¡El "mu" tiene efectos especialmente relajantes!

➤ Entone otra vez entre 1 y 2 minutos.

TRUCO

➤ Durante las contracciones, solamente entone, si nota que ya no puede controlar la respiración. Ése es el momento en el que su voz le ayudará: entone. Cierre los ojos y note cómo vibra su espacio interior.

LOS EFECTOS DE ESTE EJERCICIO

● Cuando comience el parto, no debe seguir pensando en cómo puede ayudarle la respiración. Ya debe estar entrenada.

TRUCO

➤ Pruebe este ejercicio con pompas de jabón verdaderas, entonces conseguirá una mejor sensación para este tipo de respiración. ❷

LOS EFECTOS DE ESTE EJERCICIO

● Explore cuidadosamente cómo puede utilizar la fuerza de su respiración para deslizar hacia fuera a su bebé con las últimas contracciones mediante los músculos del suelo pélvico.

Las pompas de jabón...

Soplar las pompas de jabón, una pluma en el aire, o una vela: Así respirará correctamente durante las contracciones. Pruébelo y practíquelo bien durante el embarazo.

A lo que debe prestar atención especial

Note la unión entre la espiración y la tensión del suelo pélvico.

Así se practica correctamente

➤ Inspire lentamente por la nariz.
➤ Con la espiración, haga como si soplara una pompa de jabón en el aire. ❶
➤ Espere hasta que el cuerpo haga fluir por sí solo la respiración. Esto ocurre de manera completamente silenciosa.
➤ De nuevo, envíe pompas de jabón imaginarias al aire.

... Y los globos

Con la fuerza de su respiración, puede deslizar en la fase de expulsión a su bebé a la vida. Ya que, en ese momento, tendrá que desplegar toda la energía de su respiración, pruebe con un globo.

Así se practica correctamente

➤ Siéntese erguida en una silla o túmbese de lado.
➤ Sople en un globo, a ser posible un globo barato, que sea más difícil de hinchar. Note la presión que se produce antes

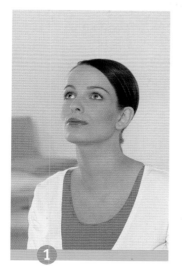 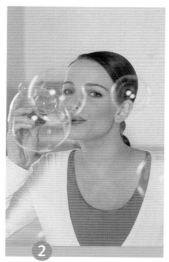 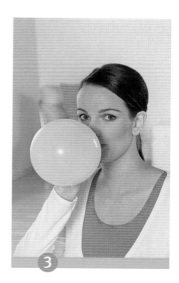

de que el aire dilate el globo. Apoye una mano en el suelo pélvico. Se ensancha mientras usted sopla con toda su fuerza. **③**

Variante: Resoplar en una botella

➤ Sople en una botella vacía, como si quisiera hincharla como un globo. Fíjese en que no entre nada de aire al otro lado. Note cómo toda la presión va al suelo pélvico.

➤ Intente saber cuánto aire necesita para desplegar la mayor presión.

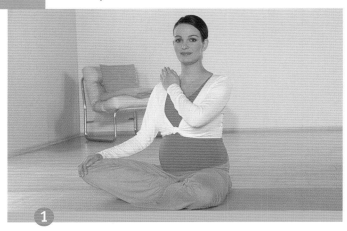

● El diafragma, los pulmones y la musculatura intercostal se relajan. De este modo, podrá mejorar ligeramente la circulación sanguínea y, con ello, su respiración.

● De paso, también mejorarán los músculos del cuello y de los hombros.

TRUCO

➤ También puede sacudir la caja torácica de lado. Por lo tanto, trabaje la mitad superior de la caja torácica con la mano inferior.

Relajar los hombros y la caja torácica

Las sacudidas ocasionan una ligera vibración en todos los tejidos. Si se siente tensa y cansada, esto puede hacer maravillas.

A lo que debe prestar atención especial

Sacuda las articulaciones relajadas de las manos.

Así se practica correctamente

➤ Siéntese erguida con las piernas cruzadas en el suelo, en una silla o en una pelota de gimnasia.

➤ Con una mano, sacuda la mitad contraria de la caja torácica. ❶ Sacuda con la mano completa, con las puntas de los dedos o con el puño cerrado. Pruebe si le sienta bien.

➤ Sacuda los hombros, el cuello, el antebrazo y la caja torácica, continúe lateralmente bajo la axila, sobre las costillas, la clavícula y el esternón.

➤ Dése una pausa para notar los efectos de las sacudidas. ¿Cómo de perceptible es la respiración en ambas mitades de la caja torácica?

➤ Cambie de lado y sacuda con la otra mano.

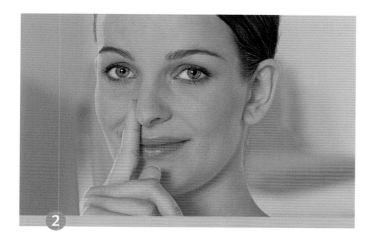

La variación de la respiración

Este tipo de respiración se deriva de un ejercicio de yoga. Proporciona un entrenamiento enérgico para el diafragma.

A lo que debe prestar atención especial

Intente dejar relajados el vientre y los hombros y mantener silenciosa la inspiración.

Así se practica correctamente

➤ Siéntese erguida con las piernas cruzadas en el suelo, en una silla o en una pelota de gimnasia. Tápese un agujero de la nariz. ❷

➤ Espire por el agujero abierto de la nariz.

➤ Inspire por el mismo agujero.

➤ Tape ahora el otro agujero de la nariz.

➤ De nuevo, espire e inspire, esta vez por el otro agujero.

➤ Después de cada inspiración, cambie de agujero.

➤ Respire entre 2 y 5 minutos.

➤ Respire otra vez a través de ambos agujeros de la nariz. Note con las manos cómo se mueve el vientre con la respiración.

) LOS EFECTOS DE ESTE EJERCICIO

● Fortalece la energía del diafragma, ya que se cansará el doble, al moverse para obtener suficiente aire por solo un agujero de la nariz.

● Respirar alternativamente por un agujero de la nariz y por otro tiene efectos relajantes, ya que armoniza ambos hemisferios cerebrales.

TRUCO

➤ Cuando tape un agujero de la nariz, respire solamente con el abierto, y mantenga cerrado el que está taponado.

El suelo pélvico: ágil y elástico

Para el parto, necesitará un suelo pélvico elástico. Finalmente, tendrá que estirar extremadamente las fibras musculares en el momento en el que la cabeza del bebé se deslice hacia fuera. Gracias a los siguientes ejercicios, podrá preparar su cuerpo perfectamente.

) LOS EFECTOS DE ESTE EJERCICIO

● Sentarse con las piernas cruzadas proporciona un estiramiento suave de la musculatura del suelo pélvico.

Sentarse con las piernas cruzadas correctamente

Cuando se siente con las piernas cruzadas, el peso estirará las piernas, el suelo pélvico y la columna vertebral y, sobre todo, las tres fibras musculares del suelo pélvico. Esto puede resultarle muy liberador.

A lo que debe prestar atención especial

Deje que su peso corporal ceda desde los isquiones hacia el suelo.

Así se practica correctamente

➤ Siéntese en el suelo o sobre un libro gordo. Cruce las piernas.
➤ Pálpese ambos isquiones, primero uno y luego otro.
➤ Traslade el peso de los isquiones de delante hacia atrás. Busque el punto en el que la columna vertebral esté erguida. Es como si usted fuera una marioneta que cuelga de un hilo del techo.
➤ Manténgase durante unos minutos en esta posición. Coloque las manos en el vientre, bastante abajo, debajo del ombligo, y note la respiración. ❶

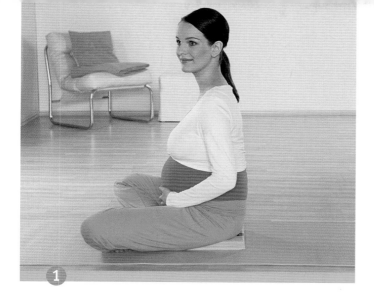

Relajar el suelo pélvico

Durante el parto deberá estirar mucho el suelo pélvico. Para estas fibras musculares, esto no es ningún problema. Puede promover el estiramiento, mientras los músculos están relajados.

A lo que debe prestar atención especial

En el ejercicio, vigile especialmente el momento en que suelta los músculos.

Así se practica correctamente

➤ Siéntese otra vez con las piernas cruzadas. Note cómo se coloca como una pequeña hamaca dentro del hueso de la pelvis.

➤ Contraiga el suelo pélvico y luego relájelo. Los músculos del vientre y de los glúteos se mantienen relajados.

➤ Cuando el suelo pélvico esté totalmente relajado, repita el movimiento.

➤ Practique el movimiento de 5 a 10 veces.

) **LOS EFECTOS DE ESTE EJERCICIO**

● Aprenderá a relajar el suelo pélvico. Durante el parto, lo importante no es que el suelo pélvico esté musculoso, sino que esté relajado y elástico.

TRUCO ➤ Palpe la parte interna de los isquiones. Entre ellos hay suficiente espacio como para que el bebé pase cómodamente.

LOS EFECTOS DE ESTE EJERCICIO

● Estos movimientos fortalecen los músculos de la pelvis y de la zona lumbar.

● Las piernas son el contrapeso para que la columna vertebral permanezca erguida. Cuando se suelte, no tendrá dificultades en estar erguida.

Mover la pierna mientras se sienta en el suelo

La preparación al parto es importante, para poder familiarizarse cada vez más con su cuerpo, especialmente con su pelvis. En este ejercicio, se potencia una clara sensación desde las piernas, desde las que cuelga todo su peso de las caderas.

A lo que debe prestar atención especial

No inmovilice la pierna con el músculo de la pelvis, relaje el vientre y el muslo y note todo el peso en la pierna.

Así se practica correctamente

➤ Siéntese en el suelo o sobre un libro gordo.

➤ Comience con pequeños movimientos de las piernas, sin apoyarse en las manos. Frote las plantas de los pies entre sí.

➤ Deje que un pie recorra el otro.

➤ Con un pie, extienda la otra pierna tanto como le sea posible. ❶ Cambie de pie, deje que cada pierna se active.

➤ Deje que ambas piernas se deslicen hacia fuera, hasta que estén totalmente estiradas, y vuelva a encogerlas.

➤ Abra las piernas y, a continuación, vuelva a juntarlas.

➤ Repita el movimiento, siempre durante tanto tiempo como le resulte cómodo.

➤ Túmbese en el suelo y estírese.

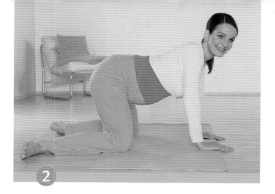

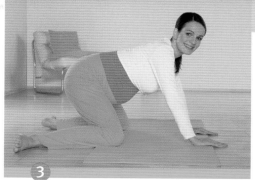

La rana

El estiramiento en la posición de la rana podría asemejarse un poco a las contracciones. El dolor de las contracciones es, en último término, un fuerte dolor de estiramiento. Aquí podrá probar, cómo puede ayudarle la respiración: Entone o sople pompas de jabón imaginarias en el aire (de la página 54 a la 57).

A lo que debe prestar atención especial

Muévase muy despacio. En todos los estiramientos, es importante que el cuerpo se tome su tiempo, para que todos los músculos y ligamentos puedan estirarse tranquilamente.

Así se practica correctamente

➤ La posición inicial es a cuatro patas. Gire ambos pies con las puntas de los pies hacia fuera. Separe las rodillas, como sea posible, y deje las piernas paralelas. ❷

➤ Mueva la pelvis hacia atrás, como si quisiera sentarse atrás. Cuidado, no redondee la espalda, para que las vértebras se mantengan rectas. ❸

➤ Respire cuando esté estirando los ligamentos de la pelvis. Entone una A, una O o una mu.

➤ Mantenga el estiramiento todo el tiempo posible, mientras le resulte cómodo.

➤ Colóquese lentamente de nuevo en la posición inicial.

) LOS EFECTOS DE ESTE EJERCICIO

● Los músculos y los ligamentos de los muslos, de la pelvis y del suelo pélvico se estiran. Esto no sólo le prepara para el parto, sino que también fortalece y relaja los tejidos, que son los que llevan al bebé durante el embarazo.

En cuclillas

Las cuclillas estiran los músculos del suelo pélvico. Esto es el objetivo, por lo que las cuclillas son la posición normal para el parto en muchas culturas tradicionales.

LOS EFECTOS DE ESTE EJERCICIO

● Cuando se pone en cuclillas, estira los músculos del suelo pélvico. Si se levanta, vuelve a contraerse. De esta manera, se mejora la elasticidad de la musculatura.

● Al mismo tiempo, mejorará la zona lumbar, la vértebra lumbar y el sacro.

A lo que debe prestar atención especial

Entre los pies y las rodillas, deje suficiente sitio para el vientre.

Así se practica correctamente

➤ Póngase de pie, con los pies separados a la distancia de los hombros.

➤ Póngase en cuclillas, y note cómo se estiran los músculos del suelo pélvico y los músculos de cierre.

➤ Espire y entone con los labios cerrados: "muuuuu". Cuando la boca está relajada, también se relaja el suelo pélvico.

➤ Manténgase durante un momento en esa posición. Deje que la zona lumbar se estire. La pelvis cuelga de la columna vertebral. ❶

➤ Cuando se levante, note cómo se contrae y como se vuelve pequeño el suelo pélvico.

➤ Repita el movimiento en las últimas semanas antes del parto unas 10 o 20 veces.

Variante: En la pared

➤ Cuando le resulte difícil mantener los talones en el suelo, apóyese en la pared y póngase en cuclillas. Así podrá dejar los tobillos en el suelo. ❷

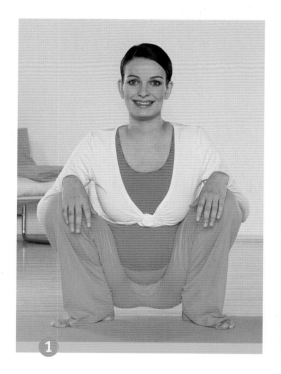

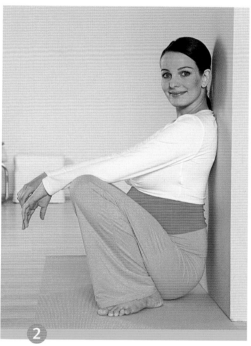

Variante: Con ayuda del picaporte

➤ Agárrese al picaporte de la puerta. Con cada mano, sujete uno de los dos mangos y, entonces, póngase en cuclillas. Los talones se mantienen en el suelo.

➤ La pelvis cuelga y usted nota su peso.

Masajes para su bienestar

El contacto es el alimento del cuerpo y del alma. Si toca afectuosamente su piel con las manos cálidas, se relajará por sí misma. La respiración y la circulación sanguínea se normalizan, se reduce el estrés y se liberan los sedantes producidos por el cuerpo: las endorfinas y la oxitocina, la hormona del amor. Esto no sólo hace que se sienta feliz durante el embarazo, sino que también la animará en el parto: por eso, estas hormonas son mensajeros secundarios importantes.

) LOS EFECTOS DE ESTE EJERCICIO

● La musculatura de la frente está estrechamente unida con otros músculos del cuerpo. Este masaje puede relajarla completamente.

● Este ejercicio se encarga de la relajación de la pelvis, ya que hay una unión entre la boca de la pelvis y la boca de la matriz, según la sabiduría popular de las comadronas.

Pequeños masajes faciales

Puede aplicarse estos masajes usted misma, apenas duran cinco minutos. Siempre que se sienta estresada, debe tomarse una pequeña pausa: para usted y su bebé.

A lo que debe prestar atención especial

Cuando se masajee a sí misma, puede dosificar la presión. Experimente un poco. Un contacto más suave o una presión más fuerte, el contacto con las puntas de los dedos, toda la palma de las manos o los puños: todo es posible, siempre que le resulte cómodo.

Así se practica correctamente

➤ Túmbese o siéntese relajada y cómoda. Apoye la cabeza, de manera que descanse y no tenga que sostenerla.

➤ Extienda las puntas de los dedos sobre la frente, desde el centro hasta las sienes. ❶

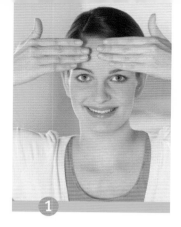
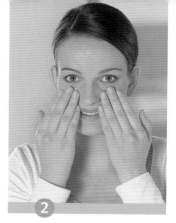
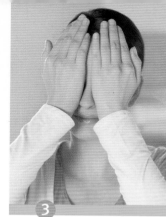

➤ Repita cada uno de los trazos de los masajes entre 3 y 7 veces.

➤ Estire de atrás hacia delante de la frente, desde las cejas hasta el nacimiento del cabello.

➤ Comience desde el ángulo interno de los ojos y estire con las puntas de los dedos las aletas de la nariz hasta la barbilla con presión dosificada. ❷

➤ A continuación, con la palma entera de la mano, estire desde las sienes por las mejillas hasta la barbilla. Relaje la mandíbula inferior, la boca puede abrirse un poco. Note la frente, esté suave, como un pequeño cojín.

➤ Estire con la punta de un dedo los labios, que estarán blandos y carnosos. Piense en su bebé, que descansa, pequeño y suave, dentro de su vientre. Imagínese que con los labios suaves pudiera darle un besito.

➤ Ahora, vaya con una punta del dedo desde las bóvedas, primero, por la parte superior, a lo largo de las cejas y después, la parte inferior, por el borde de la cavidad ósea de los ojos.

➤ A continuación, frote las palmas de las manos entre sí, hasta que estén cálidas. Cierre los ojos y coloque las manos sobre ellos. ❸

➤ Relaje los pequeños músculos que mueven los globos oculares, de modo que los ojos se hundan un poco más profundamente en sus cavidades. Note la respiración. Cuando los ojos se relajan, normalmente, se suele producir una respiración más profunda por todo el cuerpo.

) LOS EFECTOS DE ESTE EJERCICIO

● Un masaje de pies mejora el contacto con el suelo. Justamente en momentos de grandes cambios como el embarazo, no hay nada mejor que una buena toma a tierra. Con el masaje, puede disfrutar de la seguridad de ponerse de pie.

Masajear los pies

Los pies lo tienen difícil durante el embarazo, en el sentido estricto de la palabra. El peso que usted carga, va creciendo y al mismo tiempo, los ligamentos y huesos van distendiéndose y dándose de sí. Los masajes diarios son como los días de fiesta para los pies.

A lo que debe prestar atención especial

No se apoye. Al mismo tiempo, fortalecerá la zona lumbar. Cuando encuentre cansado estar mucho tiempo sentada, haga una pequeña pausa. Túmbese y estírese.

Así se practica correctamente

➤ Siéntese en el suelo, u ocasionalmente, sobre un libro gordo.
➤ Coja un pie entre sus manos. Estire hacia fuera.
➤ Coja cada dedo del pie, uno tras otro y mueva las pequeñas articulaciones de los dedos. Estire cada dedo cuidadosamente, desde la articulación hacia fuera. ❶
➤ Pellizque los "pliegues interdigitales" entre los dedos.
➤ Apoye ambos pulgares en mitad del pulpejo y mueva desde la parte del dedo gordo hasta el dedo meñique del pie con los pulgares. De este modo, "recuerde" el arco pequeño en su función, es como un puente entre los pulpejos. ❷
➤ Siga con las puntas de los dedos, colocando cada dedo del pie en los metatarsos.
➤ Palpe los metatarsos desde los empeines y desde las plantas. Note en qué lugares le sienta bien, manténgase un poco más de tiempo y suéltelos con presión, contacto y calor.

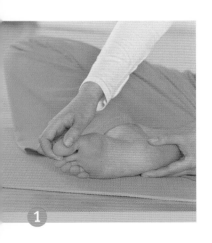

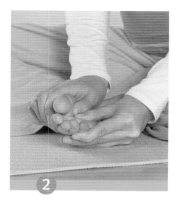 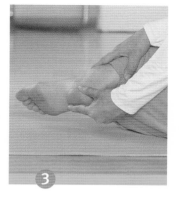 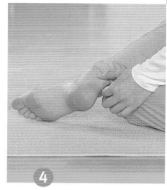

➤ Palpe un pequeño hoyuelo entre dos gruesos nervios, desde los empeines hasta el principio de la espinilla.

➤ Estire desde el arco grande del pie, desde los dedos de los pies hasta los talones. Utilice los dedos, los pulpejos de las manos o el puño. ❸

➤ Estire también los laterales de los dedos meñiques y gordos.

➤ Desplácese desde los tobillos a los talones y palpe los tendones de Aquiles. Empieza en el hueso del tobillo y se extiende hasta el músculo de la pantorrilla. ❹

➤ Masajee los tejidos entre el tendón de Aquiles y la cara posterior del tobillo, entre el pulgar y las puntas de los dedos.

➤ Deje colgar el pie y estire el tendón de Aquiles cuidadosamente. El pie abandona las manos y no hace nada, deja de moverse.

➤ Estire otra vez todo el pie.

➤ Antes de pasar con las manos al otro pie, disfrute de la diferencia entre ambos lados.

➤ Dedique a cada pie unos 5 minutos.

Variante: Masajear las manos

➤ De manera parecida, puede masajearse las manos. Note si le gusta.

Masajes del compañero

Déjese mimar: los masajes de la pareja, tienen efectos maravillosamente reparadores y relajantes durante el embarazo. Unas cuantas sesiones de masajes pueden ser de ayuda también durante el parto.

LOS EFECTOS DE ESTE EJERCICIO

● Son relajantes para todo el espacio pélvico.

● Durante las contracciones, cuando la cabecita del bebé empuja desde dentro contra el sacro, puede aliviarle el trabajo un masaje de sacro.

Masaje del sacro

El sacro se distiende especialmente durante el embarazo. El útero está anclado en los ligamentos del sacro. Cuando se incline, y combe la espalda, ponga su peso creciente en el sacro.

A lo que debe prestar atención especial

Cuando masajee, pregúntele que es lo que le resulta cómodo. En particular, si no tiene demasiada experiencia en masajes, es importante que le pregunte a la otra persona.

Así se practica correctamente

Si le hacen el masaje:

➤ Póngase de rodillas y apoye los brazos en una pelota de gimnasia o en un sofá.

Para el masajista:

➤ Siéntese junto a su compañera, de modo que pueda alcanzar con las manos cómodamente su sacro. Por experiencia, en este caso, sentarse en una pelota de gimnasia o en una banqueta es lo más cómodo para el masajista.

➤ Si tiene las manos frías, frótelas para calentarlas.

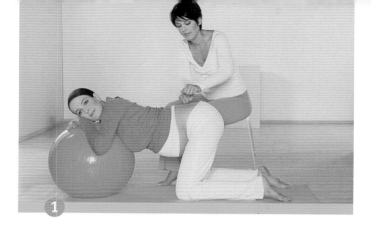

➤ Palpe el sacro con las puntas de los dedos. Está situado entre ambas fosas ilíacas y va desde la última vértebra lumbar hasta el final del surco del trasero.

➤ Estire el borde de la pelvis, de fuera hacia dentro, en dirección hacia la columna vertebral. No necesita aplicar ninguna presión. Es suficiente cuando, con las puntas de los dedos, note todas las almohadillas y ligamentos entre los huesos.

➤ La transición desde el sacro por las fosas ilíacas se caracteriza mediante dos bordes óseos. Pálpelos con la punta de los dedos.

➤ Para este reconocimiento tómese unos 5 minutos.

➤ A continuación, sacuda enérgicamente el sacro con el puño cerrado. Así, podrá relajar todos los tejidos blandos de la pelvis. Para ello, se enrollan los dedos, como si fuéramos a mirar a través de un tubo formado por éstos. Con las sacudidas se relaja y agiliza la articulación de la mano. El peso de la mano cae sobre el sacro. ❶ Pregunte a su compañera si las sacudidas le resultan cómodas.

➤ Sacuda solamente la cara posterior de la pelvis. Esta técnica es muy dinámica en la zona de la vértebra lumbar y en la espalda.

➤ Frótese las manos otra vez para calentarlas enérgicamente.

➤ Apóyelas durante dos minutos en el sacro y note si puede advertir la respiración de la compañera.

➤ Estire repetidas veces desde las costillas hacia ambos lados a lo largo de la columna vertebral.

) **LOS EFECTOS
DE ESTE
EJERCICIO**

● Este masaje de vientre tiene efectos relajantes para usted y su bebé.
● Facilita la flexibilidad del vientre.

Masaje de vientre

Este masaje es muy cómodo y no exige demasiado tiempo.
Por esta razón, puede utilizarlo diariamente, para establecer contacto con su bebé, ya que un masaje de vientre durante el embarazo equivale a un masaje para el bebé. Concédales a ambos ese placer.

A lo que debe prestar atención especial

El masajista no debe realizar presión con sus manos, pero siempre debe mantener el contacto. De modo que entre la palma de la mano y la piel del vientre no haya aire.

Así se practica correctamente

Si le hacen el masaje:

➤ Túmbese cómodamente boca arriba, con las piernas sobre una pelota de gimnasia. Colóquese en una posición medio sentada, si le resulta más cómodo. Debe sentirse bien y relajada.

Para el masajista:

➤ Siéntese junto a su compañera, ocasionalmente, utilice un pequeño cojín para ayudarse.
➤ Frótese las manos para calentarlas. Reparta un poco de aceite para masajes o de loción entre ambas.
➤ Coloque ambas manos en el vientre de su compañera y estire con las palmas de las manos en el sentido de las agujas del reloj. Una mano sigue a la otra. ❶
➤ Repita cada parte del masaje entre 3 y 7 veces.
➤ A continuación, coja tan lejos como pueda el lado del vientre más alejado de usted y tire de él un poco hacia arriba.

TRUCO ➤ Para este masaje, necesitará un aceite para masajes o una loción.

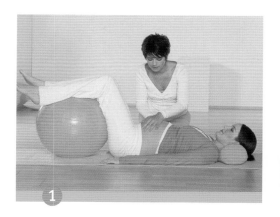

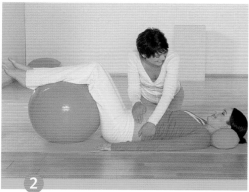

Tenga cuidado de que su compañera se quede en la misma posición y no se mueva con su tirón. ❷

➤ Cambie de lado y manipule el otro lado del vientre de la misma manera.

➤ Manténgase sentado junto a su compañera, de modo que pueda verla bien y estire el vientre con ambas manos. Comience en el pubis, estirando la parte exterior del vientre hacia arriba y el centro hacia abajo. Dibuje un corazón cuyo pico mire hacia el pubis.

➤ Para terminar, coloque ambas manos debajo del ombligo. Déjelas unos minutos antes de retirarlas.

Para las embarazadas:

➤ Note la respiración, respire con el vientre un poco relajado. ¿Se ha despertado el bebé? Cuando ya esté muy grande, quizás pueda notar dónde está su espalda, sus pies, su trasero y su cabeza.

LOS EFECTOS DE ESTE EJERCICIO

● Durante el embarazo, estos masajes son muy útiles en caso de dolores de espalda o dolores en los ísquiones.

● Tienen efectos relajantes en el suelo pélvico, en las piernas y en la espalda. Cuando los músculos estén relajados, no opondrán ninguna resistencia a las contracciones. Esto puede facilitar y agilizar el parto.

Masaje de los glúteos

El músculo de los glúteos, el *glutaeus maximus*, es el músculo más grande de nuestro cuerpo. Está estrechamente unido con los músculos del suelo pélvico, los muslos y la espalda. La musculatura de nuestro rostro solamente se relaja claramente cuando soltamos estos músculos centrales.

A lo que debe prestar atención especial

Trabaje con los músculos como lo haría amasando la masa de pan: ¡No la amase nunca con las puntas de los dedos y mantenga siempre la masa junta!

Así se practica correctamente

Si le hacen el masaje:

➤ Túmbese cómodamente de lado, quizás con un cojín bajo la cabeza, una manta enrollada entre las rodillas y un cojín bajo el vientre.

Para el masajista:

➤ Siéntese junto a ella, si lo desea sobre un pequeño cojín. Apoye las manos en la espalda de su compañera.

➤ Estire cuidadosa y tranquilamente tres veces sobre los hombros y la espalda, sobre la pelvis la pierna que descansa encima y el pie hasta las puntas de los dedos de los pies.

➤ Recorra con las manos el músculo del glúteo. Trabájelo durante dos minutos con los pulpejos por todas partes. ❶ Masajéelo desde la espalda, desde la articulación de la cadera, desde la parte posterior del muslo, hacia los isquiones y desde el sacro.

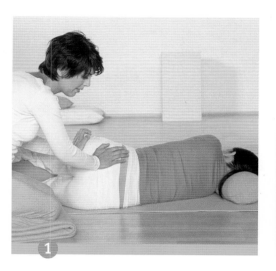

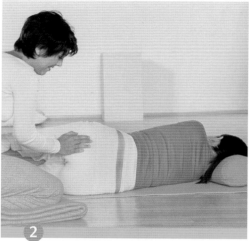

➤ Cuando note que el músculo está más blando, amáselo durante otros 2 minutos más con ambas manos.

➤ Cuando el músculo esté lo suficientemente relajado como para que pueda notar la estructura del hueso de la pelvis, deje que vibre mediante un ligero movimiento de sacudida. ❷

➤ A continuación, estire otra vez desde el hombro por la espalda, la pelvis, la pierna y el pie hasta las puntas de los dedos de los pies, como si quisiera sacar los últimos restos de tensión del cuerpo.

➤ Dé a su compañera una pausa para que note la diferencia entre el músculo del glúteo relajado y el menos relajado.

➤ Después pídale que se gire para que pueda masajear del mismo modo el otro glúteo. Utilice la misma cantidad de tiempo y de tranquilidad.

Glosario

Libros de interés

Libros recomendados

Belling, Noa: *Yoga*; Ed. Edimat Libros. España.

Grillparzer, Marion/Kittler , Martina: *Eliminando grasas*; Ed. Edimat Libros. España.

Hanche, Christian F.: *Tai Chi*; Ed. Edimat Libros. España.

Jeanmaire, Tushita M.: *Empezar el día con energía*; Ed. Edimat Libros. España.

Kuhn, Dörte: *Con curvas y en forma*; Ed. Edimat Libros. España.

Kuhnert, Christin: *Supercuerpo con pilates*; Ed. Edimat Libros. España.

Lamond, Patricia: *Pilates*; Ed. Edimat Libros. España.

Land, Amber: *Yoga para embarazadas*; Ed. Edimat Libros. España.

Lockstein, Carolin/ Faust, Susanne: *Chill out*; Ed. Edimat Libros. España.

Regelin, Petra: *Estiramiento muscular*; Ed. Edimat Libros. España.

Renssen, Mariëlle: *Meditación y relajación*; Ed. Edimat Libros. España.

Rowen, Bernie: *Masaje*; Ed. Edimat Libros. España.

Rüdiger, Margit: *Un cuerpo en forma caminando*; Ed. Edimat Libros. España.

Sator, Günther: *Feng Shui para el amor*; Ed. Edimat Libros. España.

Schmauderer, Achim: *Espalda fuerte*; Ed. Edimat Libros. España.

Schmidt/Helmkamp/Winski: *Entrenamiento para todo el cuerpo*; Ed. Edimat Libros. España.

Schutt, Karin: *Masajes relajantes*; Ed. Edimat Libros. España.

Trökes, Anna: *Fuerza a través del yoga*; Ed. Edimat Libros. España.

Tschirner, Thorsten: *Abdomen, brazos y pecho*; Ed. Edimat Libros. España.

Wade, Jennifer: *Figura espléndida con la cinta mágica*; Ed. Edimat Libros. España.

Advertencia

Las informaciones de este libro representan tanto la experiencia como la opinión de la autora. Han sido redactadas por ella según sus conocimientos y han sido probadas prestando especial atención. Por lo tanto, todos los ejercicios han sido seleccionados según se han puesto en práctica y están pensados para personas con una constitución normal. No obstante, es responsabilidad del lector la decisión de llevar a cabo dichas propuestas y en qué medida. ¡En caso de duda consulte primero con una comadrona, un médico o un terapeuta! Ni la autora ni la editorial asumen ninguna responsabilidad de posibles consecuencias que puedan resultar de las recomendaciones prácticas recomendadas en el libro.

Certificación de las imágenes

Otras fotografías:
Corbis: 5; Jump: 2, 6
Ilustraciones:
Detlef Seidensticker, Munich

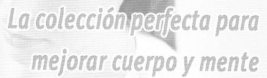
La colección perfecta para mejorar cuerpo y mente

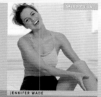
JENNIFER WADE

Moldea
tu cuerpo

- El concepto M.b más resultados en menos tiempo
- Programas individuales para cinco tipos de cuerpo diferentes

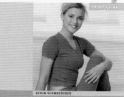
ACHIM SCHMAUDERER

Ejercicios para
la espalda

- Sin dolor, ágil y relajante
- Para fortalecer y cuidar la espalda

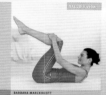
BARBARA MARCKHGOTT

Pilates
Vistoso, intenso y ágil

- Suave y eficaz: el método de entrenamiento ideal para todo el cuerpo
- Planificación individual del entrenamiento

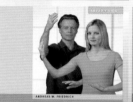
ANDREAS W. FRIEDRICH

Tai Chi
Meditación en movimiento

- Reduce el estrés mediante suaves movimientos
- Libere los bloqueos de energía y fortalezca su fuerza interior.

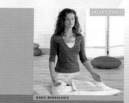
MARIE MANNSCHATZ

Meditación
Más claridad y paz interior

- Más atención y tranquilidad para su vida cotidiana
- Para su corazón para usted y para los que le rodean

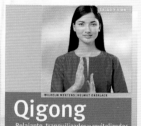
WILHELM MERTENS/HELMUT OBERLACK

Qigong
Relajante, tranquilizador y revitalizador

- Encuentre el equilibrio de su cuerpo, su mente y su espíritu
- Acumule energía y libérese de las tensiones

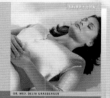
DR. MED. DELIA GRASBERGER

Entrenamiento
autógeno

- Método fácil de relajación y revitalización
- Curso básico de siete semanas
- Resultados perceptibles en muy poco tiempo

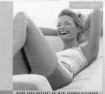
IRENE LANG-REEVES / DR. MED. THOMAS VILLINGER

Ejercicios pélvicos
en el suelo
Entrenamiento para conseguir más energía

- Ejercicios eficaces y divertidos
- Entrenamiento posible para todos los días

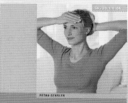
PETRA GÜNSLER

Kinesiología

- Reducción del estrés mediante el equilibrio de la energía
- Ayuda rápida contra las tensiones y los dolores cotidianos

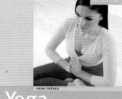
ANNA TRÖKES

Yoga
Mayor energía y calma

- Comenzar la jornada como nuevo y con agilidad
- "Desconectar" de la rutina diaria: una nueva dimensión del relax

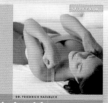
DR. FRIEDRICH HAINBUCH

Relajación
muscular
de Jacobson

- Libera de las tensiones, tanto corporales como espirituales
- Ejercicios fáciles, resultados rápidos
- Extra: ejercicios de respiración para intensificar los efectos

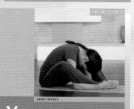
ANNA TRÖKES

Yoga
como método de relajación

- Encuentre calma interior y tranquilidad
- Asanas, ejercicios de relajación, ejercicios de meditación
- Programa de ejercicios con instrucciones

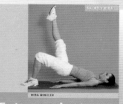
NINA WINKLER

Entrenamiento
principal

- Ejercicios energéticos para conseguir una figura tonificada de forma integral
- Incluso se fortalecerá su musculatura interior y profunda
- Con un plan de alimentación para obtener el máximo éxito

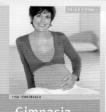
LISA FEHRENBACH

Gimnasia
para embarazadas

- Ágil y relajada. Estos ejercicios le proporcionan un gran bienestar durante los nueve meses
- Disfrute del embarazo de manera sana

Créditos

Indicaciones importantes

El contenido del siguiente manual ha sido cuidadosamente analizado y está respaldado por la práctica. Se invita a todos los lectores a decidir por sí mismos si desean poner en práctica (y hasta qué punto) los ejercicios y recomendaciones incluidos en el libro. La autora y la editorial no se responsabilizan sino es así de los resultados. Si surgen dolores y/o molestias orgánicas persistentes, deberá consultarlo con un médico. Las prácticas aquí incluidas pueden acompañar a un tratamiento médico y servir de apoyo para éste, pero no sustituirlo.

Copyright © EDIMAT LIBROS, S. A.
C/ Primavera, 35
Polígono Industrial El Malvar
28500 Arganda del Rey
MADRID-ESPAÑA

Publicado originalmente con el título Schwangerschafts-gymnastik
© 2007 por Gräfe und Unzer Verlag GmbH, Munich
Derechos de propiedad intelectual de la traducción a español: 2008 © por Edimat Libros

Colección: Salud y vida
Título: Gimnasia para embarazadas
Autor: Lisa Fehrenbach
Traducido y maquetado por: Seven

ISBN: 978-84-9794-004-7